STATISTIQUE

DU

PERSONNEL MÉDICAL

EN FRANCE

ET DANS QUELQUES AUTRES CONTRÉES DE L'EUROPE

STATISTIQUE

DU

PERSONNEL MÉDICAL

EN FRANCE

ET DANS QUELQUES AUTRES CONTRÉES DE L'EUROPE

AVEC

UNE CARTE FIGURATIVE DU NOMBRE DES MÉDECINS
COMPARÉ A LA POPULATION

PAR

LUCAS-CHAMPIONNIÈRE

Docteur en médecine de la Faculté de Paris, membre correspondant des Sociétés médicales
d'Angers, Bordeaux, Dijon, Marseille, Metz, Strasbourg, Toulouse, etc.,
rédacteur en chef du *Journal de Médecine et de Chirurgie pratiques*

Nosce te ipsum

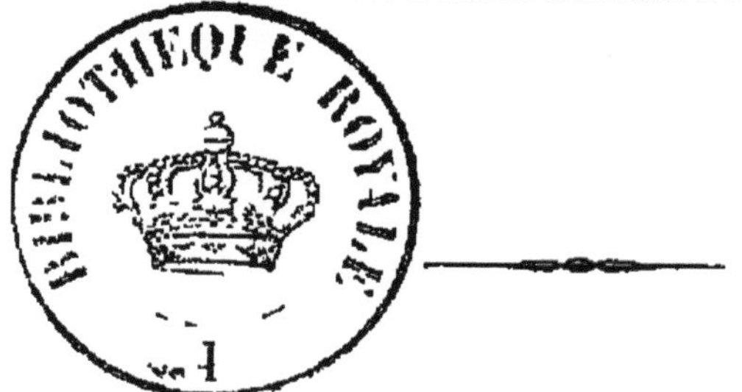

A PARIS

AU BUREAU DU JOURNAL DE MEDECINE
ET DE CHIRURGIE PRATIQUES
RUE D'ANJOU-DAUPHINE, N° 6

ET

CHEZ LABE, LIBRAIRE DE LA FACULTÉ DE MÉDECINE
PLACE DE L'ÉCOLE-DE-MÉDECINE, N° 4

1845
1844

AVANT-PROPOS.

De nombreuses et vives réclamations ont été adressées à l'autorité supérieure, depuis quelques années, de la part des médecins qui demandent une réforme dans la loi de l'an xi et quelque amélioration à leur position sociale. Ces justes plaintes sont, dit-on, prises en quelque considération. On s'est ému de notre détresse, et un projet de loi longtemps préparé attend dans les cartons du ministère l'instant où il doit subir l'épreuve de la discussion dans les deux Chambres. Mais ce moment semble s'éloigner chaque année davantage, et cependant le Gouvernement (il faut lui rendre cette justice) a plus d'une fois cherché à s'éclairer; il a consulté la Faculté de médecine, l'Académie royale et quelques-uns de ses agents; mais ni l'Académie, ni la Faculté, ni les préfets n'ont pu lui fournir les renseignements dont il a besoin. Les discussions dont nous avons été témoin dans une enceinte où les questions relatives aux sciences médicales sont débattues avec un incontestable talent, nous ont suffisamment prouvé que les orateurs, qui s'efforçaient d'élaborer un projet de loi sur l'exercice de la médecine, ignoraient complétement leur sujet, et que les mesures qu'ils proposaient et sur l'opportunité desquelles d'ailleurs ils différaient souvent d'opinion, ne pouvaient offrir aucun résultat avantageux. Le ministère semble avoir reconnu le vide de ces discussions, et il préfère, avec raison, laisser les choses dans l'état où elles sont, plutôt que de les aggraver en marchant au hasard et en nous donnant des institutions qui, détruisant ce qui existe, n'apporteraient aucun soulagement à nos souffrances.

Nous croyons qu'avant toute discussion, les hommes éminents que le Gouvernement a consultés, auraient dû constater l'état des médecins en France, puis chercher à reconnaître les causes de ce malaise dont ils se plaignent si vivement. Ces causes une fois établies, peut-être eût-il été possible d'y porter remède; mais pour arriver à cette connaissance, il eût fallu se livrer à des recherches d'autant plus laborieuses, qu'il règne sur une infinité de points relatifs à notre profession des préjugés partagés même par la plupart de nos confrères, et que les renseignements que l'on obtient sont souvent aussi divergents, aussi opposés que les opinions exprimées dans les diverses commissions nommées tant à la Faculté qu'à l'Académie de médecine.

Nous avons entrepris un travail qui contribuera peut-être à jeter quelque jour sur la véritable position du corps médical en France.

Rédacteur depuis quinze années d'un journal uniquement destiné aux praticiens, nous avons en quelque sorte, pendant ce long espace de temps, vécu au milieu d'eux. Les rapports bienveillants et continuels établis par une correspondance fort étendue, et cette sorte d'intimité que crée, entre des hommes voués aux mêmes travaux, la communication journalière de leurs pensées, nous ont permis de nous initier sur tous les points de la France et dans plusieurs autres contrées de l'Europe, à la vie intime de nos confrères.

Les documents que nous allons publier, quoique sans caractère officiel, pourront donc faire connaître à l'autorité notre véritable situation, nos besoins, nos souffrances, et peut-être aussi quelques-unes des réparations qui nous sont légitimement dues.

Quelques mots suffiront pour faire comprendre l'importance de ces documents :

, Les causes de la souffrance du corps médical sont nombreuses. Il dépendrait d'une bonne administration d'en prévenir quelques-unes; nous les signalerons en sollicitant l'exécution des lois sur la santé publique; mais on se tromperait étrangement si l'on croyait qu'il est au pouvoir de l'autorité de changer l'état de gêne dans lequel nous vivons en une prospérité égale à celle de quelques autres professions ; pour lui demander des secours, il faut d'ailleurs savoir, d'une manière exacte, quels sont nos besoins; or, on ignore le chiffre de la population médicale, ses rapports avec les citoyens, avec l'étendue, avec les richesses des départements. On parle de réforme et l'on n'a jamais comparé le nombre des docteurs à celui des officiers de santé, on n'a pas établi dans quelles proportions ils se partageaient les villes et les campagnes. Enfin, on n'a point consulté les nations voisines, pour savoir si cet encombrement dont on se plaint généralement en France, existe aussi chez elles dans l'exercice de l'art de guérir. Ces documents ne se trouvent nulle part. Si le gouvernement a cherché près des préfets des renseignements que ne pouvaient lui fournir ni l'Académie, ni la Faculté, il n'aura pas été plus satisfait, car malgré les prescriptions formelles de la loi, la liste des personnes exerçant l'art de guérir n'est pas rendue publique dans un grand nombre de départements; elle est d'ailleurs presque toujours ancienne ou incomplète; dans plusieurs préfectures il n'en existe pas de traces. Nous savons cependant qu'à plusieurs reprises, l'autorité administrative a cherché à se procurer ces renseignements, mais que les documents fournis ont toujours été tellement incomplets, qu'ils ne pouvaient servir de base à une statistique médicale.

Mieux servi par nos correspondants que le ministre lui-même, nous sommes parvenu, après bien des années de recherches continuelles et au prix de sacrifices considérables, à nous procurer la liste complète de toutes les personnes exerçant l'art de guérir en France. Grâce à l'obligeance extrême d'un grand nombre de nos confrères, qui ont compris l'utilité de ces recherches, nous pouvons dresser un tableau exact de tout le personnel médical dont nous avons fait avec patience le dénombrement.

A en juger par les difficultés que nous avons

rencontrées, et la persévérance avec laquelle il nous a fallu poursuivre pendant tant d'années ces investigations, il n'est pas probable que personne ait jamais possédé des documents si nombreux et si complets. Ils étaient d'ailleurs épars sur trop de points différents pour qu'on pût les réunir, si l'on n'avait, comme nous, des relations journalières avec les médecins les plus éloignés des centres de population. Nous avons donc tiré parti d'une position, peut-être unique en France, pour établir une statistique devant servir à éclairer quelques-unes des questions qu'il importe de résoudre avant de demander une loi nouvelle sur l'exercice de la médecine.

Si l'on pouvait douter de l'exactitude des listes qui nous ont été fournies, nous ferions remarquer qu'aucune d'elles ne présente, entre le nombre des médecins et le chiffre de la population, un défaut de proportion bien sensible. Dans certains départements, il est vrai, on sera frappé du nombre considérable des médecins, mais on ne saurait rien en conclure contre la fidélité de nos renseignements, car il pourrait y avoir des omissions dans nos listes, et non des surcharges. On aurait pu oublier certains noms, on n'a pas pu en ajouter d'imaginaires. Le chiffre de nos souscripteurs est d'ailleurs assez en rapport avec le nombre des médecins qui figurent au tableau, et il est presque sans exemple qu'on nous adresse un nom qui ait échappé à la mémoire de nos correspondants. Enfin nous ajouterons comme preuve irrécusable, que quelques nations étrangères à la France, prenant au sérieux les lois sur l'exercice de l'art de guérir, publient chaque année avec le plus grand soin les noms de leurs médecins, et que ces listes, qui sont officielles, présentent avec la population des fluctuations à peu près semblables à celles que nous remarquons en France.

Nous ne prétendons cependant pas affirmer que les tableaux que nous allons offrir, représentent le personnel médical avec une exactitude telle qu'aucun nom n'ait été oublié; mais il ne nous paraît pas possible, dans l'état actuel des choses, de faire une statistique plus complète que celle à laquelle nous travaillons depuis quinze ans, et que nous allons enfin publier.

Aucune profession n'est plus que celle du médecin indifférente sur le sort de ses membres; aucune n'ignore plus complétement les avantages que l'esprit de corps, que la communauté des intérêts bien appréciée, apportait jadis aux institutions libérales. Trop occupés des difficultés de leur position, trop pressés par les besoins matériels, les médecins ne sont aujourd'hui que des individus isolés qui réclament sans ensemble la protection que leur doit la société. Ils ignorent le rang qu'ils occupent dans ce monde où les rangs sont si vivement disputés, les ressources dont ils peuvent disposer, leur nombre, leur position sociale et jusqu'au droit qu'a chaque citoyen de réclamer l'exécution des lois destinées à le protéger.

Cette ignorance tient à leur isolement; elle fait leur faiblesse, elle engendre l'égoïsme et leur fait voir le plus souvent dans un confrère un ennemi qui vient leur disputer un terrain péniblement acquis, au lieu d'un allié prêt à les soutenir dans la lutte qu'ils devraient engager pour défendre leurs droits.

La connaissance de leur véritable situation les éclairera peut-être sur leurs intérêts. En se comptant ils connaîtront leur force; ils verront qu'ils ne sont point des citoyens isolés dans l'État, mais des membres épars d'une grande corporation qui mettrait bientôt un terme à tant d'abus dont elle est victime, si elle agissait avec ensemble et dans un but commun.

C'est dans l'espoir de ranimer chez nos confrères cet esprit d'association si profondément assoupi, que nous publions cette *Statistique* médicale. Nous avons voulu faire un ouvrage utile, non pas à la médecine, mais aux médecins; puissent les documents que nous publions, guider l'esprit public dans la voie d'une réforme aujourd'hui devenue inévitable !

Notre *Statistique* ayant pour but de constater l'état des médecins en France, afin d'exposer aux yeux les causes de l'extrême malaise qui pèse sur leur profession, nous avons dressé d'abord des tableaux qui non-seulement font connaître le chiffre de la population médicale dans chaque département, mais qui signalent encore les rapports de cette population avec celle de tout le royaume. Des documents concernant la fortune publique ont été annexés à ces tableaux, afin qu'on puisse saisir d'un même coup d'œil la proportion des médecins avec la population et les conditions de fortune des citoyens au milieu desquels ils ont fixé leur résidence.

Ces documents ont fourni la matière des tableaux N°s 1, 2 et 3.

Nous avons cherché ensuite à comparer entre eux les docteurs en médecine et les officiers de santé et a préciser non pas seulement leur nombre proportionnel, mais surtout les conditions dans lesquelles ils vivent et les chances de fortune qui leur sont offertes : c'est le sujet des tableaux suivants.

Un autre tableau fait connaître la population médicale telle qu'elle devait être il y a quinze ans.

Le nombre des officiers de santé de la marine et de l'armée est représentée de la même manière.

Enfin, nous avons fait le même travail pour la Belgique, la Hollande, les États-Sardes, l'Espagne, etc., complétant ainsi par l'exposé de tous les documents qui se trouvent en nos mains une statistique imparfaite, à la vérité, mais devant réformer bien des croyances erronées, et pouvant servir de base à de nouveaux règlements sur l'exercice de l'art de guérir.

Pour achever cette statistique, il fallait ajouter quelques réflexions sur les lois qui nous régissent et surtout sur la manière dont ces lois sont exécutées ou interprétées. Nous croyons avoir apporté dans cette appréciation la modération convenable, et cependant les faits que nous avons cités étaient de nature à exciter en nous des sentiments bien pénibles, car ils démontrent le peu de soin que l'on met dans l'exécution des règlements qui nous protégent, et la sévérité que l'on affecte au contraire en invoquant contre nous les principes de responsabilité ; l'indulgence de l'autorité pour les charlatans, ses rigueurs contre les hommes de l'art revêtus d'un titre légal. Mais les abus grandissent et muliplient dans l'ombre; le silence les perpétue, la publicité les détruit. Que les médecins sachent demander l'exécution des lois, et leur voix sera entendue.

Depuis un demi-siècle ils subissaient le joug honteux de la patente; quelques réclamations faites en temps convenable les en ont délivrés. Il en serait de même des abus que nous signalons; nous espérons que la lecture de cet ouvrage leur indiquera les moyens de les combattre efficacement. Mieux éclairés désormais sur notre véritable position, nous réclamerons avec ensemble près de l'autorité, non pas la faveur, mais la justice qui nous est due Les services que notre profession rend à la société, le dévouement dont elle a donné tant de preuves, le rang distingué que nos Facultés occupent parmi toutes celles de l'Europe, voilà les titres que nous invoquons pour solliciter 'exécution des lois qui nous régissent et qui nous protégent. Est-ce trop demander qu'invoquer le droit commun, et réclamer pour une classe d'hommes instruits et dévoués à l'humanité ce que la société accorde aux plus obscurs citoyens ?

STATISTIQUE

DU

PERSONNEL MÉDICAL

EN FRANCE

ET DANS QUELQUES AUTRES CONTRÉES DE L'EUROPE.

PREMIÈRE PARTIE.

CHAPITRE PREMIER.

De la population médicale en France.

C'est à tort que l'on dit généralement que la loi ne reconnaît en France que des docteurs en médecine et des officiers de santé. Il y a beaucoup de médecins qui ne portent ni l'un ni l'autre de ces titres, et qui n'en exercent pas moins très-légalement leur profession. On sait, en effet, que, jusqu'à l'année 1792, les médecins et les chirurgiens étaient reçus: les premiers dans les Facultés de médecine; les seconds dans les communautés de chirurgiens; il y avait à cette époque des *docteurs*, des *licenciés*, des *maîtres*, des *chirurgiens* qui n'exerçaient pas leur art aux mêmes conditions. Le décret du 18 août 1792 ayant supprimé les Facultés et les corporations, l'anarchie la plus complète remplaça l'ancienne organisation et jusqu'à la loi du 19 ventôse an XI, il y eut, surtout parmi les chirurgiens militaires, un très-grand nombre de réceptions à différents titres ; la loi de ventôse, elle-même, admit des exceptions, et depuis sa publication, un grand nombre de chirurgiens ont été autorisés à exercer en France, à certaines conditions, sur la présentation devant l'autorité compétente des certificats qui attestaient soit la science de l'impétrant, soit les services rendus par lui à l'État, comme chirurgien militaire.

Il y a donc en France, actuellement encore, un certain nombre de personnes exerçant légalement l'art de guérir, et qui ne sont pas pourvues d'un diplôme de docteur ou d'officier de santé. Bien que nous n'ayons pas cru devoir en faire le dénombrement, nous supposons que ce personnel, malgré les extinctions qui, depuis quelques années surtout, l'ont considérablement réduit, s'élève encore à sept ou huit cents environ. Dans le seul département du Bas-Rhin, on compte plus de trente individus qui se trouvent dans cette catégorie, et dans d'autres départements il y en a peut-être plus encore (1).

Nous n'avons pas cru cependant devoir dans la liste générale que nous allons faire connaître, leur donner une désignation particulière ; en conséquence on a compris dans la colonne des docteurs en médecine et en chi-

(1) Ce n'est donc pas sans surprise que nous avons vu dernièrement un honorable député, M. le docteur Bouilland, dans la discussion sur la loi des patentes, faire remplacer les mots *médecins, chirurgiens*, docteurs en médecine et officiers de santé par ces deux dernières qualifications seulement. Nous ignorons les motifs que M. Bouillaud a fait valoir en faveur de son amendement, puisque ses observations, s'il en a fait, n'ont point été insérées au *Moniteur*. Mais il nous semble étrange qu'on ait ainsi privé du bénéfice de la loi une classe assez nombreuse de médecins que, pour éviter toute équivoque aux yeux du fisc, le rapporteur avait eu la précaution de désigner.

2

rurgie, les licenciés et les maîtres en chirurgie
qui ont le droit d'exercer leur art par toute
la France; réservant pour celle des officiers
de santé, les chirurgiens à qui leur diplôme
ou leurs certificats semblent n'accorder qu'une
faculté plus restreinte.

Les listes de toutes les personnes exerçant
légalement l'art de guérir en France, étant
obtenues et collationnées, il devenait facile de
comparer par départements la population
médicale à celle de tous les citoyens, mais cette
proportion ne suffisait pas pour constater
l'inégale distribution des médecins sur le territoire.

Une foule de causes, en effet, peuvent nécessiter leur présence en certains lieux et la
rendre à peu près inutile dans beaucoup
d'autres. Pour éclaircir cette question, nous
avons cherché d'abord si, dans les pays où des
maladies nombreuses règnent endémique-
ment, la population médicale est plus élevée
qu'ailleurs, et il nous a été facile de constater
qu'il n'en était point ainsi, du moins pour
un grand nombre de localités. C'est que là où
il y a beaucoup de maladies, il y a en général
peu de richesses et beaucoup d'ignorance;

que les cultivateurs pauvres et sans instruction consultent rarement le médecin et croient mieux trouver leur compte près du charlatan ; que par conséquent un petit nombre de gens de l'art est suffisant pour visiter une population nombreuse, qui ne réclame sa présence que rarement, et qui dans tous les cas n'accorde qu'un bien faible salaire pour son déplacement.

C'est donc dans les contrées riches, au milieu des populations laborieuses et dans des conditions hygiéniques satisfaisantes, qu'un grand nombre de médecins sera nécessaire. Là en effet les conseils de l'homme de l'art sont écoutés, car il ne parle qu'à des gens éclairés qui comprennent que le premier des biens est la santé du corps sans laquelle l'âme ne saurait être satisfaite. Cet irrésistible attrait pour le merveilleux, qui soumet les masses à l'habile industrie du charlatan, est aussi moins puissant sur les populations dont l'intelligence a été développée par certaines études. Dès que les malades séparent dans leur esprit le pouvoir du médecin de celui de l'empirique, ils comprennent que pour que des conseils ·puissent être utiles, il faut qu'ils soient demandés dès l'invasion du mal ; de là

le besoin pour ces populations d'avoir des secours peu éloignés. Les médecins se multiplient au milieu d'elles, et lorsque d'après
leur situation numérique on pourrait croire
à l'embarras de leur position, on s'aperçoit,
en pesant toutes les circonstances, non-seulement que leur profession, malgré la concurrence, est dans ces pays plus lucrative qu'ailleurs, mais encore que la considération dont
ils jouissent est plus grande et qu'ils exercent
leur art avec plus de succès.

Il n'est pas de profession plus ingrate, de
devoirs dont l'accomplissement soit plus pénible et plus rebutant que ceux du médecin
que sa malheureuse destinée a placé dans un
pays pauvre et ignorant. Nous ne parlons pas
de la modicité de son salaire; il partage la
misère commune et se soumet à des privations
auxquelles l'esprit et le corps s'habituent
bientôt quand elles pèsent également sur tous;
mais son contact continuel avec des gens
ignorants et grossiers est une source inépui-
sable de souffrances et de déceptions. Quelqu'un réclame-t-il ses soins, il doit s'attendre à arriver près d'un moribond dont quinze
jours d'incurie ont placé le mal au-dessus des
ressources de l'art. Prescrit-il un remède, le

patient ne peut ou ne veut pas en faire les frais. Sa thérapeutique, avant d'atteindre le mal, doit vaincre les préjugés du malade, l'indifférence des parents et l'opposition du charlatan qui vient en son absence s'asseoir au chevet du lit et spéculer sur la superstition de la famille. Si le malade succombe, c'est à l'ignorance du médecin que sa mort est due; s'il guérit, on en rend grâce aux évocations diaboliques, aux pèlerinages, aux sacrifices mystérieux qu'on s'est imposés. Dans l'un et l'autre cas, les soins du médecin, ses courses nocturnes, ses longs déplacements sont comptés pour rien *s'il n'a rien fourni*, et son salaire est de beaucoup inférieur à celui de son *confrère* le sorcier, dont tant de cures merveilleuses ont garanti le savoir.

La croyance à la médecine n'est guère, dans les masses où l'instruction n'a point encore pénétré, qu'une superstition analogue à leurs croyances religieuses. D'absurdes préjugés leur présentent toute science comme un pouvoir surnaturel, et un médecin à leurs yeux est un sorcier plus ou moins habile. On conçoit la répugnance des hommes de l'art à se fixer au milieu d'une pareille population.

C'est à cette cause, sans doute, que certains

départements de la Bretagne, certaines autres contrées, où la civilisation ne pénètre qu'avec peine, doivent d'avoir une population médicale si faible, quels que soient leurs besoins ou l'insalubrité de leurs climats. Les médecins ne peuvent fixer leur résidence que dans des lieux où on réclamera leur secours; partout où la lutte contre le charlatanisme est trop inégale, grâce à l'ignorance des populations, ils se retirent et lui cèdent la place, préférant le séjour des villes, quelle que soit la concurrence qu'ils doivent y rencontrer.

Ces considérations ne nous ont point permis de croire qu'une simple statistique fût suffisante pour apprécier la juste répartition des médecins sur le territoire. Nous avons donc cherché à rendre ces documents plus complets en nous appuyant sur d'autres bases, sur la richesse du pays. Mais cette richesse est presque impossible à constater; ses sources en effet sont trop nombreuses pour que nous puissions les saisir et en estimer la valeur. Le commerce et l'industrie répandent, dans les diverses contrées, une aisance qu'aucune statistique ne peut spécifier. Cependant la principale richesse de la France est le territoire, l'immense majorité de ses habitants vit de sa culture et du commerce de ses produits; on peut donc dire, d'une manière générale, que le revenu territorial indique la richesse de ses habitants; or, l'impôt territorial étant établi sur la valeur de ses revenus, préciser la somme que chaque citoyen doit à l'État pour la jouissance du territoire, c'est spécifier d'une manière assez exacte la richesse du pays, c'est indiquer si les médecins qui habitent cette contrée sont en rapport habituel avec des individus plus ou moins favorisés de la fortune.

Nous avons donc ajouté à notre premier tableau une colonne, dans laquelle la somme de l'impôt territorial, divisée par la somme des habitants, indique ce que chaque individu paie à l'État pour les revenus de la terre, et nous croyons qu'à quelques exceptions près, cette colonne fera juger de la richesse des citoyens.

Nous convenons que le nombre et la richesse des citoyens ne sont pas toujours des indices suffisants pour apprécier convenablement la juste distribution des médecins sur le territoire, mais ces documents contribueront puissamment à signaler une des causes principales de l'agglomération des hommes de l'art dans certaines contrées, où leur nombre n'est point en proportion avec les ressources qu'ils y peuvent trouver.

TABLEAU N° 1.

DÉPARTEMENTS.	DOCTEURS-MÉDECINS.	OFFICIERS DE SANTÉ.	TOTAL DES MÉDECINS	POPULATION.	NOMBRE proportionnel des MÉDECINS.	IMPÔT TERRITORIAL.	RÉPARTITION de l'impôt par chaque citoyen.	
Ain................	86	41	127	355 694	1 sur 2 800	1 225 805	3 fr.	44 c.
Aisne..............	90	167	257	542 213	2 109	2 682 040	4	94
Allier.............	89	41	130	311 361	2 395	1 323 332	4	25
Alpes (Basses-)....	57	58	115	156 055	1 357	610 621	3	93
Alpes (Hautes-)....	38	16	54	132 584	2 455	502 814	3	79
Ardèche............	91	21	112	364 416	3 253	888 585	2	43
Ardennes...........	59	69	128	319 167	2 493	1 264 316	3	96
Ariège.............	73	68	141	265 607	1 883	595 983	2	24
Aube...............	63	81	144	258 180	1 792	1 410 428	5	46
Aude...............	79	120	199	284 285	1 428	1 759 985	6	19
Aveyron............	193	27	220	375 083	1 704	1 445 620	3	85
Bouches-du-Rhône..	166	192	358	375 003	1 047	1 594 604	4	25
Calvados...........	241	127	368	496 198	1 348	3 767 558	7	59
Cantal.............	111	31	142	257 423	1 812	1 113 705	4	32
Charente...........	133	115	248	367 893	1 483	1 800 401	4	89
Charente-Inférieure.	100	102	202	460 245	2 278	2 391 802	5	19
Cher...............	56	38	94	273 645	2 911	1 008 933	3	68
Corrèze............	128	51	179	306 480	1 712	859 405	2	80
Corse..............	50	183	233	221 463	950	170 962	0	77
Côte-d'Or.	129	95	224	293 316	1 755	2 597 517	8	85
Côtes-du-Nord.....	63	88	151	607 572	4 023	1 690 997	2	78
Dordogne..........	143	231	374	490 263	1 310	2 112 304	4	30
Doubs.............	83	66	149	275 997	1 852	1 207 088	4	37
Drôme.............	74	35	109	311 498	2 857	1 207 516	3	87
Eure..............	82	99	181	425 780	2 352	3 155 368	7	41
Eure-et-Loir......	58	56	114	286 368	2 512	2 169 357	7	57
Finistère.........	88	42	130	576 068	4 431	1 438 205	2	49
Gard..............	160	101	261	376 062	1 440	1 794 969	4	77
Garonne (Haute-)..	136	204	340	468 071	1 376	2 261 033	4	83
Gers..............	124	233	357	311 147	871	1 649 083	5	30
Gironde...........	255	131	386	568 034	1 471	2 951 384	5	19
Hérault...........	146	86	232	367 343	1 583	2 291 616	6	23
Ille-et-Vilaine.....	107	148	255	549 417	2 154	1 926 074	3	50
Indre.............	51	56	107	253 076	2 365	1 006 302	3	97
Indre-et-Loire.....	82	89	171	306 366	1 791	1 583 771	5	16
Isère.............	118	44	162	588 660	3 633	2 393 809	4	06
Jura..............	86	84	170	316 734	1 863	1 331 338	4	20
Landes............	105	229	334	288 077	862	754 671	2	61
Loir-et-Cher......	63	27	90	249 462	2 771	1 309 175	5	24
Loire.............	85	30	115	434 085	3 774	1 459 911	3	36
Loire (Haute-).....	54	25	79	298 137	3 773	1 022 532	3	42
Loire-Inférieure. ..	154	94	248	486 806	1 962	1 605 214	3	29
Loiret............	90	87	177	318 452	1 799	1 848 932	5	80
Lot...............	102	64	166	287 739	2 335	1 256 608	4	36
Lot-et-Garonne....	144	116	260	347 073	1 334	2 103 115	6	05
Lozère............	44	15	59	140 788	2 386	592 128	4	20
À reporter.	4 818	4 159	8 977	16 623 415		73 858 129		

DÉPARTEMENTS.	DOCTEURS-MÉDECINS.	OFFICIERS DE SANTÉ.	TOTAL DES MÉDECINS	POPULATION.	NOMBRE proportionnel des MÉDECINS.	IMPÔT TERRITORIAL.	RÉPARTITION de l'impôt par chaque citoyen.
Report.	4 818	4 159	8 977	16 623 415		73 858 129	
Maine-et-Loire....	130	103	233	488 472	1 sur 2 096	2 544 024	5 fr. 20 c.
Manche.........	118	109	227	597 334	2 631	3 368 212	5 63
Marne.........	79	98	177	355 964	2 011	1 848 187	5 19
Marne (Haute-)....	83	63	146	257 567	1 764	1 392 043	5 40
Mayenne........	48	72	120	361 392	3 111	1 553 370	4 29
Meurthe	102	48	150	444 603	2 964	1 732 920	3 80
Meuse.........	71	66	137	326 372	2 382	1 535 214	4 70
Morbihan.......	43	41	84	443 076	5 274	1 455 929	3 28
Moselle........	79	50	129	421 258	3 265	1 685 290	4 00
Nièvre.........	68	52	120	305 346	2 544	1 278 272	4 18
Nord..........	218	312	530	1 085 298	2 047	4 170 086	3 84
Oise..........	60	129	189	398 868	2 110	2 709 296	6 79
Orne..........	98	82	180	442 072	2 455	2 342 298	5 29
Pas-de-Calais.....	113	275	388	685 021	1 765	3 002 260	4 38
Puy-de-Dôme.....	167	56	223	587 566	2 634	3 601 691	6 12
Pyrénées (Basses-)..	117	96	213	451 683	2 120	875 528	1 93
Pyrénées (Hautes-).	101	194	295	244 196	827	574 130	2 35
Pyrénées-Orientales.	71	147	218	173 592	796	703 933	4 05
Rhin (Bas-).......	164	100	264	560 113	2 121	2 893 906	5 16
Rhin (Haut-)......	87	57	144	464 466	3 226	1 573 612	3 38
Rhône.........	231	61	292	500 831	1 715	2 131 028	4 25
Saône-et-Loire....	142	63	205	551 543	1 695	2 873 140	5 20
Sarthe.........	74	71	145	470 535	3 245	2 196 222	4 66
Seine.........	1 529	209	1 738	1 150 728	662		
Seine-Inférieure ...	194	195	389	737 501	1 895	4 835 156	6 55
Seine-et-Marne....	110	82	192	333 260	1 735	2 844 069	8 53
Seine-et-Oise......	165	86	251	470 503	1 874	3 388 385	7 20
Sèvres (Deux-)....	109	36	145	310 203	2 138	1 466 063	4 72
Somme.........	265	129	394	559 680	1 420	3 090 315	5 50
Tarn.........	141	66	207	351 656	1 698	1 647 780	4 68
Tarn-et-Garonne...	77	77	154	239 297	1 553	1 649 728	6 89
Var.........	187	113	300	328 010	1 093	1 408 631	4 29
Vaucluse........	123	92	215	251 080	1 167	902 627	3 59
Vendée........	123	84	207	356 453	1 721	1 574 072	4 41
Vienne.........	98	78	176	294 250	1 677	1 214 733	4 12
Vienne (Haute-)...	93	68	161	292 848	1 818	918 709	3 13
Vosges.........	81	43	124	419 992	3 386	1 189 922	2 83
Yonne.........	77	135	212	362 961	1 712	1 776 100	4 89
TOTAUX.......	10 715	8 088	18 803	34 046 627		151 291 678	

On s'est jusqu'à ce jour si peu occupé de ce qui nous concerne, et une si parfaite indifférence a présidé à tout ce qui touche à l'art de guérir, qu'on était fort loin sans doute de prévoir les résultats de cette statistique; arrêtons-nous d'abord au nombre des médecins comparé à celui du reste de la population.

Il est généralement admis dans le monde qu'attendu le nombre des maladies et surtout celui des indispositions, mille individus réclament la présence d'un médecin. Le personnel médical pourrait par conséquent s'élever, d'après cette croyance, à 34 ou 35 000 individus; mais comme on convient que, dans ces derniers temps, les facultés et les jurys médicaux ont vu s'accroître de beaucoup le nombre de leurs réceptions, comme les souffrances du corps médical sont patentes et que personne ne peut les nier, on a porté le nombre des médecins bien au delà de 40 000, et toutes les fois que nous avons voulu lui restituer son chiffre véritable dans nos discussions sur ce sujet avec nos confrères, nous n'avons trouvé que des incrédules.

Sans vouloir examiner la question presque insoluble du nombre de médecins qui conviendrait à la population, bornons-nous à constater qu'aujourd'hui il n'atteint pas 20 000 et que cependant il est excessif, du moins dans la plupart des localités.

Si du nombre des médecins nous passons à leur distribution sur le territoire, nous trouverons peut-être dans ce premier tableau l'explication d'une partie des souffrances qui atteignent le corps médical, car il est évident que ce personnel est aggloméré sur certains points dans des proportions tout à fait inégales, et qu'il est impossible que les personnes qui exercent l'art de guérir puissent, avec une pareille concurrence, trouver dans leur profession le gain nécessaire à leur existence.

Pour que nos lecteurs puissent embrasser d'un seul coup d'œil ces défauts de proportions, nous avons dressé le tableau suivant, qui donne la population médicale dans un ordre successivement décroissant eu égard à la population générale.

TABLEAU N° 2.

POPULATION MÉDICALE DÉCROISSANTE
PAR DLPARTEMENT.

DÉPARTEMENTS.	NOMBRE PROPORTIONNEL des MEDECINS.
1 Seine......................	1 sur 662 habitants
2 Pyrénées-Orientales......	796
3 Pyrénées (Hautes-)......	827
4 Landes.................	862
5 Gers...................	871
6 Corse..................	950
7 Bouches-du-Rhône.......	1 047
8 Var....................	1 093
9 Vaucluse...............	1 167
10 Dordogne..............	1 310
11 Lot-et-Garonne.........	1 334
12 Calvados..............	1 348
13 Alpes (Basses-).........	1 357
14 Garonne (Haute-)........	1 376
15 Somme................	1 420
16 Aude.................	1 428
17 Gard.................	1 440
18 Gironde...............	1 471
19 Charente..............	1 483
20 Tarn-et-Garonne........	1 553
21 Hérault.	1 583
22 Vienne................	1 677
23 Saône-et-Loire..........	1 695
24 Tarn.................	1 698
25 Aveyron..............	1 704
26 Corrèze..............	1 712
27 Yonne................	1 712
28 Rhône................	1 715

DÉPARTEMENTS.	NOMBRE PROPORTIONNEL des MÉDECINS.
29 Vendée	1 sur 1 721 habitants.
30 Seine-et Marne	1 735
31 Côte-d'Or	1 755
32 Marne (Haute-)	1 764
33 Pas-de-Calais	1 765
34 Indre-et-Loire	1 791
35 Aube	1 792
36 Loiret	1 799
37 Cantal	1 812
38 Vienne (Haute-)	1 818
39 Doubs	1 852
40 Jura	1 863
41 Seine-et-Oise	1 874
42 Ariège	1 883
43 Seine-Inférieure	1 895
44 Loire-Inférieure	1 962
45 Marne	2 011
46 Nord	2 047
47 Maine-et-Loire	2 096
48 Aisne	2 109
49 Oise	2 110
50 Pyrénées (Basses-)	2 120
51 Rhin (Bas-)	2 121
52 Sèvres (Deux-)	2 138
53 Ille-et-Vilaine	2 154
54 Creuse	2 224
55 Charente-Inférieure	2 278
56 Saône (Haute-)	2 287
57 Lot	2 335
58 Eure	2 352
59 Indre	2 365
60 Meuse	2 382
61 Lozère	2 386
62 Allier	2 395
63 Alpes (Hautes-)	2 455

DÉPARTEMENTS.	NOMBRE PROPORTIONNEL des MÉDECINS.
64 Orne.............................	1 sur 2 455 habitants.
65 Ardennes	2 493
66 Eure-et-Loir..............	2 512
67 Nièvre.......................	2 544
68 Manche......................	2 631
69 Puy-de-Dôme..............	2 634
70 Loir-et-Cher..............	2 771
71 Ain...........................	2 800
72 Drôme	2 857
73 Cher..........................	2 911
74 Meurthe.....................	2 964
75 Mayenne	3 111
76 Rhin (Haut-)..............	3 226
77 Sarthe.......................	3 245
78 Ardèche	3 253
79 Moselle......................	3 265
80 Vosges	3 386
81 Isère.........................	3 633
82 Loire (Haute-)............	3 773
83 Loire...	3 774
84 Côtes-du-Nord............	4 020
85 Finistère....................	4 431
86 Morbihan...................	5 274

Le département dans lequel la population médicale présente les plus fortes proportions est celui de la Seine. Il était facile de prévoir ce résultat. Paris, le centre des richesses et de l'industrie, le rendez-vous de toutes les ambitions, la source des honneurs, est le but vers lequel tendent tous ces esprits inquiets ou ardents auxquels une existence modeste ne peut suffire.

Des médecins en grand nombre croient dans leur illusion que, plus le théâtre est élevé, plus l'acteur se fait applaudir, et l'exemple de quelques célébrités parties de bien bas leur fait quitter leur province, où ils avaient un revenu modique mais assuré, pour la capitale, où les attendent des succès problématiques et toutes les chances de l'émigration.

Mais dans les Pyrénées, dans les Landes, dans la Corse, départements des plus pauvres de la France, pourquoi le personnel médical se presse-t il comme dans les grands centres de population? Pourquoi dans les Landes y a-t-il six fois plus de médecins que dans le Morbihan, dans le Gers cinq fois plus que dans le Finistère? Pourquoi dans des départements voisins qui doivent offrir les mêmes ressources à la profession médicale, trouve-t-on si souvent d'immenses différences dans la proportion des médecins? C'est ce qu'il n'est pas toujours aisé d'expliquer, et il faut bien convenir que cette inégale distribution est très-fréquemment la cause du malaise extrême qui pèse sur la profession.

Pour rendre plus sensible encore cette inégale distribution, nous donnons à la fin de ce volume une carte qui complétera cette statistique en indiquant, par des teintes de moins en moins foncées, les départements dans lesquels la population médicale est la plus forte.

Ce n'est pas seulement le nombre et la richesse des habitants qu'un médecin doit consulter avant de fixer sa résidence dans une localité. Dans certaines régions, en effet, nos soins sont rarement réclamés; dans d'autres, au contraire, on consulte l'homme de l'art pour la moindre indisposition; ici, le médecin ne doit voir son malade qu'à de longs intervalles, là, on réclame chaque jour sa présence. Dans certaines contrées, c'est un devoir pour la famille d'épuiser toutes ses ressources pour secourir un de ses membres atteint de maladie; ailleurs, la maladie est une fatalité qu'il doit subir, et à laquelle il n'opposera guère que patience et résignation.

Nous avons déjà fait remarquer que les secours médicaux sont d'autant plus recherchés que la civilisation a pénétré plus profondément dans les masses. Plus les peuples sont éclairés, et plus ils sentent le besoin des secours de notre art. Les médecins eux-mêmes, en se multipliant sur un point que jadis ils visitaient à peine, leur enseignent à prendre soin de leur santé, et leur rendent indispensables des secours qu'autrefois ils n'eussent jamais réclamés. C'est ainsi que dans certains villages, jadis éloignés de plusieurs lieues de tout secours médical, s'établissent aujourd'hui des médecins dont la pratique n'est pas moins fructueuse que celle des villes les plus importantes.

Dans plusieurs départements des pharmaciens s'établissent au centre des campagnes et occupent les plus petites bourgades. On conçoit que dans ces localités les médecins deviennent moins nombreux, car non-seulement ils sont privés des légers bénéfices que leur procurait la vente des médicaments, mais encore ils n'ont presque aucun moyen de faire apprécier les soins qu'ils donnent aux malades ; pour bien des gens, en effet, la visite d'un médecin n'est estimée que le prix de la fiole qui doit guérir la maladie. La science est un objet immatériel qui ne saurait se traduire en monnaie.

On sait que depuis quelques années le nom-

bre des sages-femmes s'est singulièrement accru. Il faut s'en applaudir dans l'intérêt de
l'humanité, car elles ont remplacé, dans la
plupart des campagnes, les matrones dont la
fatale ignorance faisait tant de victimes. Mais
notre profession en souffre aussi quelquefois,
car elles se sont substituées aux accoucheurs,
et dans certaines localités les médecins ne sont
plus appelés que lors des parturitions difficiles.
C'est là une des nombreuses causes de la dé-
croissance continuelle du gain que procure
l'exercice de l'art de guérir.

Nous devons dire aussi que, dans les places
fortes, les médecins civils sont en petit nombre,
parce que les officiers de santé de l'armée, surtout ceux qui sont attachés au service des hôpitaux, sont appelés très-souvent près des
malades, et peut-être est-ce par cette raison
que le personnel médical est peu nombreux
dans certains départements où il y a de fortes
garnisons, tels que la Moselle, la Meuse, le
Nord, la Meurthe, etc.

Enfin des circonstances particulières peuvent augmenter la population médicale dans
certains lieux, telles que des sources d'eaux
minérales, un climat favorable à la guérison

de certaines maladies, des lieux visités par des étrangers, etc.

Quoi qu'il en soit, les proportions entre la population et le personnel médical varient presque dans chaque département. Bien qu'en moyenne il y ait 1 médecin sur 1 810 habitants, on voit qu'en général ce nombre est plus élevé. Il varie pour toute la France de 662 à 5 274, c'est-à-dire qu'il y a près de huit fois plus de médecins dans le département de la Seine que dans celui du Morbihan. Mais si l'on ne veut pas établir ces proportions sur le département de la Seine, qui peut être considéré comme exceptionnel, on pourra comparer les Pyrenées-Orientales, par exemple, dans lesquelles la population médicale est excessivement pressée, avec le Morbihan, le Finistère et les Côtes-du-Nord. Dans le premier de ces départements il y a cinq ou six fois plus de médecins que dans les trois derniers.

Or, on trouvera que la proportion n'est pas beaucoup moindre pour les Hautes-Pyrénées, et quelques autres encore ; mais bientôt ces énormes différences s'affaiblissent, et, bien que l'équilibre avec la population soit fort loin de s'établir d'une manière parfaite, on ne rencontre plus ces inégalités inexplicables dans la distribution des médecins sur le territoire.

Nous devons dire ici par anticipation, que chez les nations étrangères à la France, on observe à peu près la même inégalité dans le personnel médical des diverses provinces.

Les raisons que nous avons exposées peuvent contribuer à accroître ou à diminuer le personnel médical dans certaines contrées ; mais il en est une autre bien plus générale, et qui doit être prise en considération, c'est l'état de richesse ou de misère des habitants des campagnes. Nous avons cherché dans l'impôt territorial une preuve de cette aisance qui influe d'une manière si active sur le degré d'instruction et d'intelligence des individus. Pour que ces variations soient plus sensibles aux yeux, nous allons dresser un troisième tableau, dans lequel les départements les plus imposés, c'est-à-dire les plus riches, seront indiqués d'abord. Les gradations de cette échelle représenteront d'une manière assez exacte les chances favorables au développement de l'art de guérir, et cependant on verra que, par une singulière contradiction, les départements les plus pauvres, ceux qui doivent offrir aux médecins le

moins de ressources, possèdent parfois un personnel médical si nombreux, qu'on s'explique
facilement l'état de détresse qui pèse sur leur
profession dans ces contrées.

TABLEAU Nº 3.

DÉPARTEMENTS.	CHAQUE habitant paye	1 Médecin sur
Côte-d'Or..............	8 f. 85 c.	1 755 h.
Seine-et-Marne..........	8 53	1 735
Calvados..............	7 59	1 348
Eure-et-Loir...........	7 57	2 512
Eure.................	7 41	2 352
Seine-et-Oise..........	7 20	1 874
Tarn-et-Garonne........	6 89	1 553
Oise.................	6 79	2 110
Seine-Inférieure........	6 55	1 895
Hérault..............	6 23	1 583
Aude...............	6 19	1 428
Puy-de-Dôme..........	6 12	2 634
Lot-et-Garonne.........	6 05	1 334
Loiret...............	5 80	1 799
Manche	5 63	2 631
Somme	5 50	1 420
Aube................	5 46	1 792
Marne (Haute-)........	5 40	1 764
Gers................	5 30	871
Orne................	5 29	2 455
Loir-et-Cher..........	5 24	2 771
Maine-et-Loire.........	5 20	2 096
Saône-et-Loire.........	5 20	1 695
Charente-Inférieure......	5 19	2 278
Gironde	5 19	1 471
Marne...............	5 19	2 011
Indre-et-Loire..........	5 16	1 791
Rhin (Bas-)...........	5 16	2 121
Aisne...............	4 94	2 109
Charente.............	4 89	1 483
Yonne...............	4 89	1 712
Garonne (Haute-).......	4 83	1 376

DÉPARTEMENTS.	CHAQUE habitant paye		1 Médecin sur
Gard	4	77	1 440 h.
Sèvres (Deux-).	4	72	2 138
Meuse.	4	70	2 382
Tarn.	4	68	1 698
Sarthe.	4	66	3 245
Vendée.	4	41	1 721
Pas-de-Calais.	4	38	1 765
Doubs.	4	37	1 852
Lot.	4	36	2 335
Cantal.	4	32	1 812
Dordogne	4	30	1 310
Mayenne.	4	29	3 111
Var.	4	29	1 093
Saône (Haute-).	4	27	2 287
Allier	4	25	2 395
Bouches-du-Rhône.	4	25	1 047
Rhône.	4	25	1 715
Jura	4	20	1 863
Lozère.	4	20	2 386
Nièvre.	4	18	2 544
Vienne	4	12	1 677
Isère	4	06	3 633
Pyrénés-Orientales	4	05	796
Moselle.	4	00	3 265
Indre.	3	97	2 365
Ardennes.	3	96	2 493
Alpes (Basses-).	3	93	1 357
Drôme.	3	87	2 857
Aveyron	3	85	1 704
Nord.	3	84	2 047
Meurthe	3	80	2 964
Alpes (Hautes-)	3	79	2 455
Cher.	3	68	2 911
Vaucluse.	3	59	1 167
Ille-et-Vilaine	3	50	2 154

DÉPARTEMENTS.	CHAQUE habitant paye		1 Médecin sur
Ain........................	3	44	2 800 h.
Loire (Haute-).............	3	42	3 773
Rhin (Haut-)..............	3	38	3 226
Loire......................	3	36	3 774
Loire-Inférieure..........	3	29	1 962
Morbihan	3	28	5 274
Vienne (Haute-)	3	13	1 818
Vosges	2	83	3 386
Corrèze...................	2	80	1 712
Côtes-du-Nord...........	2	78	4 023
Landes	2	61	862
Creuse....................	2	59	2 224
Finistère.................	2	49	4 431
Ardèche..................	2	43	3 253
Pyrénées (Hautes-)......	2	35	827
Ariège....................	2	24	1 883
Pyrénées (Basses-)......	1	93	2 120
Corse.....................	0	77	950

Nos lecteurs, en jetant les yeux sur ce troisième tableau, verront que, bien que le nombre des médecins comparé à la population soit, en général, en rapport avec la richesse des départements, il existe cependant à cette règle générale de nombreuses exceptions, et que le personnel médical est quelquefois fort nombreux dans des départements extrêmement pauvres. Pour mieux constater cette inégale distribution nous avons recherché les moyennes, et nous avons obtenu les résultats suivants.

Dans les départements où l'impôt territorial s'élève par chaque citoyen de 8 fr. à 8 fr. 85 c., la moyenne de la population médicale est de 1 médecin sur 1 745 habitants.

7 fr. à 8 fr.	Moyenne, 1 médecin sur	2 020 habit.
6	7	1 791
5	6	1 931
4	5	2 006
3	4	2 616
2	3	2 511

Dans un seul département la moyenne de l'impôt territorial est de 1 à 2 fr., il y a 1 médecin sur 2 120 habitants, et enfin dans la Corse, où l'impôt ne s'élève qu'à 77 centimes, par une étrange anomalie, les médecins sont excessivement nombreux, il y en a 1 sur 950 habitants.

Nous ne répéterons pas ici ce que nous avons déjà dit de l'influence de la richesse des citoyens sur l'accroissement du nombre des médecins. Il est trop évident qu'avant de choisir la localité où il doit fixer sa résidence, le

jeune praticien aura non-seulement à comparer le personnel médical avec le chiffre de la
population, mais surtout à rechercher quel est
le degré d'aisance, d'activité commerciale et
partant d'instruction, qui distingue cette population.

CHAPITRE II.

Des officiers de santé et des docteurs en médecine.

Dans toutes les discussions qui se sont élevées au sujet de l'organisation médicale, l'institution des officiers de santé a été vivement attaquée. Des sociétés savantes, des conseils généraux et une foule de médecins pétitionnant isolément, se sont élevés contre une hiérarchie dans l'art de guérir, qui leur semblait nuisible aux intérêts de l'humanité ainsi qu'à la dignité de la profession. Il n'y a pas deux espèces de malades, disaient-ils, pourquoi admettrait-on des médecins à différents titres ? pourquoi exige-t-on des études longues et coûteuses pour les uns, tandis qu'on ne demande aux autres que des connaissances incomplètes, alors surtout que tous doivent jouir, à peu de chose près, des mêmes avantages ? Le titre d'officier de santé ne donne-t-il pas en réalité, à celui qui le possède, les mêmes droits que le diplôme de docteur en médecine, et les maladies les plus graves ne sont-elles pas de son domaine, comme s'il avait profité d'un long et pénible enseignement? Son défaut d'instruction compromet la dignité de l'art, et il fait souvent, dans un monde où le savoir en médecine ne peut être apprécié, une concurrence désastreuse à des médecins beaucoup plus instruits que lui.

Ainsi les reproches adressés à l'institution des officiers de santé consistent à démontrer, d'une part, qu'ils n'ont pas l'instruction nécessaire pour la pratique de la médecine et, de l'autre, qu'en se contentant d'une position modeste, en n'exigeant que des salaires peu élevés, ils sont trop souvent appelés par des malades, au détriment des docteurs en médecine, qui n'ont obtenu leur diplôme qu'au prix de sacrifices considérables.

Ces arguments ne sont point restés sans réponse et l'on a dit, pour la défense des officiers de santé, qu'apparemment ils n'étaient pas aussi ignorants que le prétendaient leurs adversaires, puisqu'ils obtenaient ainsi la confiance de tant de familles; qu'à la vérité leurs études premières étaient incomplètes, mais que s'ils négligeaient les sciences accessoires à la médecine, la pratique et l'expérience y suppléaient jusqu'à un certain point, un bien grand nombre d'entre eux pouvant passer, de l'aveu même des gens de l'art, pour de bons praticiens. On a fait cette remarque que, dans toutes les autres contrées de l'Europe, il y a plusieurs classes de médecins, parce que, dans tous les pays, il y a deux espèces de malades, ceux qui sont riches et ceux qui ne le sont pas, et que les officiers de santé sont particulièrement destinés à donner leurs soins à ces derniers ; enfin on a dit qu'en ne créant qu'un seul ordre de médecins, on n'aurait bientôt plus un personnel médical assez nombreux ; que les grands centres de population en seraient abondamment pourvus, mais que les petites localités resteraient sans secours ou seraient envahies par les charlatans.

Chacun de ces arguments a quelque valeur et la question resterait longtemps indécise, si l'on ne procédait autrement à son examen. C'est par le secours de la statistique que nous allons chercher à la résoudre.

Établissons d'abord que le nombre des officiers de santé est considérable : il n'y en a pas moins de 8 088, c'est-à-dire 4 officiers de santé sur 5 docteurs environ ; c'est presque la moitié du corps médical. Cette énorme proportion est de nature à faire réfléchir sur les conséquences de la suppression de ce titre. Il s'ensuivrait, en peu d'années, une diminution considérable dans le nombre des médecins, qui bientôt ne serait plus en proportion avec les besoins de la population. Voici en effet un tableau qui, nous présentant le chiffre des réceptions pendant une période de neuf années, nous montrera avec quelle rapidité la population médicale décroîtrait si l'on n'admettait plus qu'un seul ordre de médecins.

Nombre des docteurs en médecine et des officiers de santé reçus en France depuis l'année 1835 jusqu'à l'année 1843 inclusivement.

	DOCTEURS EN MÉDECINE.	OFFICIERS DE SANTÉ.	TOTAL.
1835	569	262	831
1836	568	304	872
1837	619	336	955
1838	634	383	1 017
1839	606	321	927
1840	578	284	862
1841	421	321	742
1842	395	222	617
1843	384	283	667
	4 774	2 716	7 490

On voit par ce tableau que dans ces neuf dernières années, la moyenne des réceptions a été de 832 médecins. Si on avait cessé de créer des officiers de santé, elle n'eût plus été que de 530. En portant le personnel médical actuel à 20 000, ce serait environ par année 1 médecin nouveau sur 36 précédemment éta-

blis, or on peut se demander dans quelle proportion la mort et les autres circonstances
enlèvent les praticiens à l'exercice de leur
art. Nous ne saurions fixer ce chiffre d'une
manière précise, mais si nous en croyons les
documents qui nous sont transmis, les pertes
s'élèveraient bien au delà, et le personnel médical, remplacé dans de trop faibles proportions, subirait bientôt une réduction qui ne
le mettrait plus en rapport avec les besoins de
la population.

On a défendu l'institution des officiers de
santé par d'autres considérations. On a dit :
ces médecins de second ordre ont une existence
plus modeste encore que celle des docteurs
en médecine. Ils se contentent d'un salaire
moins élevé, et leurs habitudes ainsi que leurs
relations les éloignent des grandes villes et
leur permettent de fixer leur domicile dans
des localités où, pour un homme formé à d'autres coutumes, l'existence ne serait pas sup-
portable. Un médecin, après des études complètes, couronnées par un double baccalauréat,
après quatre années passées dans une faculté
où non-seulement il a fait des sacrifices con-

sidérables, mais encore a contracté l'habitude de besoins qui ne sont satisfaits qu'au sein de la société, consentira-t-il à renoncer à toutes les douceurs d'une civilisation avancée, pour se condamner à vivre dans un hameau et à souffrir des préjugés ou des mœurs rustiques de ses habitants? il est permis d'en douter. Tout porte à croire au contraire que si l'on n'admet plus qu'un seul ordre de médecins, une foule de localités resteront sans secours, et qu'aucun homme de l'art ne voudra y résider.

Nous ne savons pas si les officiers de santé ont une existence beaucoup plus modeste que bon nombre de docteurs, et s'ils réclament pour prix de leurs soins des salaires moins élevés. Le tarif des secours que nous portons aux malades est aujourd'hui tellement réduit, qu'il nous semble difficile qu'il descende plus bas, quel que soit le titre de l'homme de l'art. Sous ce rapport on ne voit donc pas ce que le public pourrait perdre à la suppression demandée. Mais si des localités aujourd'hui fréquentées par des officiers de santé doivent rester sans secours lorsque cette classe de médecins n'existera plus, ce serait un argument puissant en faveur de sa conservation.

C'est encore à la statistique que nous nous sommes adressé pour la solution de cette importante question, et voici, pour y parvenir, la marche que nous avons suivie. Il eût été possible, à l'aide des listes que nous possédons, de noter le domicile de chaque docteur en médecine et de chaque officier de santé, puis d'en faire le dépouillement par chefs-lieux de département, d'arrondissements, de cantons, etc. ; mais cette fastidieuse besogne n'était pas nécessaire pour que le lecteur fût parfaitement édifié sur les habitudes des deux classes de médecins dans le choix de leur résidence. Il suffisait en effet de se livrer à ces investigations dans quelques départements pris au nord, au midi, à l'est, à l'ouest de la France, et de noter avec le plus grand soin comment les médecins se sont partagé les villes et les campagnes. Ce que l'on observe dans ces quelques départements doit se rencontrer sur tous les points du royaume, en sorte que nous regardons comme suffisant le travail que nous donnons, et qui a été fait sur le dépouillement des listes dans les départements du Nord , de la Meuse, de Lot-et-Garonne, du Bas-Rhin, de la Côte-d'Or et de la Loire-Inférieure.

CHEFS-LIEUX D'ARRONDISSEMENTS.	DOCT.-MÉD.	OFFIC. DE S.	CHEFS-LIEUX DE CANTONS.	DOCT.-MÉD.	OFFIC. DE S.	COMMUNES ET HAMEAUX.	DOCT.-MÉD.	OFFIC. DE S.
Lille	41	14	Labassée	3	1	Wazemmes	3	1
			Roubaix	4	3	Phalempin	1	1
			Tourcoing	3	3	Daulemont		1
			Armentières	3	2	Watignies		4
			Quesnoy-de-Deule	1	2	Houplines		1
			Seclin		4	Fournes		2
			Haubourdin		2	Roncq		1
			Lannoy		1	Comines	1	2
			Cysoing		2	Linselles	1	1
						Les Moulins	1	1
						Wervick-Sud	1	1
						Marcq-en-B		1
						Templeuve		2
						Camphin-en-P		2
						Lomme		2
						Wambreschie		2
						Esquermes		1
						Rouchin		2
						Annaulin		2
						Perenchies		1
						Flers		2
						Sainghin-en-W		1
						Halluin		2
						Gondecourt		2
						Boudues		2
						Chereng		1
						Avelin		1
						Radinghem		1
						Aubers		2
						Bousbecque		1
						Sainghin-en-M		1
						Mons-en-Puelle		1
						Wavrin		1
						Frelinghien		1
						Verlinghem		1
						Anappes		1
						Willems		1
						Aubigny-au-Bac		1
						Wasquehal		1
						Watzelos		1
						Frelin		1
						Mouveaux		1
						Hem		1
						Mouchaux		1
						Eunetière-en-W		1
						Monchin		1
						Houplin		1
						Wervicq		1

CHEFS-LIEUX D'ARRONDISSEMENTS.	DOCT.-MÉD.	OFFIC. DE S.	CHEFS-LIEUX DE CANTONS.	DOCT.-MÉD.	OFFIC. DE S.	COMMUNES ET HAMEAUX.	DOCT.-MÉD.	OFFIC. DE S.
Nord.—Lille.						Marquette	1	
Valenciennes	11	6	Condé	3	1	Cappelle		1
			St.-Amand	4	1	Ounaing	1	
			Bouchain		3	Vieux-Condé	1	
						Denain	1	1
						Auzin	2	2
						St.-Saolve		1
						Mortagne		1
						Lecelles		1
						Brismes		1
						Maing		2
						Marquette		1
						Haspres		1
						Hasnon		1
						Rumegies		1
						Hergnies		1
						Prescau		1
						Brillon		1
						Quaroubs		1
						Fresnes		2
						Lourches		1
						Sebourg		1
						Verchain		1

CHEFS-LIEUX D'ARRONDISSEMENTS.	DOCT.-MÉD.	OFFIC. DE S.	CHEFS-LIEUX DE CANTONS.	DOCT.-MÉD.	OFFIC. DE S.	COMMUNES ET HAMEAUX.	DOCT.-MÉD.	OFFIC. DE S.
						[illegible]		1
Dunkerque	11	5	Bourbourg	1	1	Wallers		1
			Bergues	2	1	Noyelle-sur-Selle	1	
			Wormhoudt	2	1	Esquelbecq		2
			Houdschoots	2		Pitgain		1
			Gravelines	1	1	Armbouts C.	1	
						Volckerinckhove		1
						Warhem		1
						Rexpoëde		2
						Wattin		2
						Loon		1
						Bollezecle		3
						Herzecle		1
						Teteghem		1
Douai	16	2	Marchiennes	1	3	Wylder	1	
			Orchie	2	1	Landrecies	1	
			Arleux		1	Somain	1	3
						Fenain	1	1
						Auberchicourt	1	
						Cautin		2
						Lecluse		2
						Auby		1
						Raimbeaucourt		2
						Sin	1	1
						Monchecourt		1
						Flines		1
						Nonain		2
						Landas		1

CHEFS-LIEUX D'ARRONDISSEMENTS. | DOCT.-MÉD. | OFFIC. DE S. | CHEFS-LIEUX DE CANTONS. | DOCT.-MÉD. | OFFIC. DE S. | COMMUNES ET HAMEAUX. | DOCT.-MÉD. | OFFIC. DE S.

CHEFS-LIEUX D'ARRONDISSEMENTS.	DOCT.-MÉD.	OFFIC. DE S.	CHEFS-LIEUX DE CANTONS.	DOCT.-MÉD.	OFFIC. DE S.	COMMUNES ET HAMEAUX.	DOCT.-MÉD.	OFFIC. DE S.
						Pecquencourt		1
						Raches		1
						Lewards		1
						Cautiches		1
						Bouvry		1
						Auchy		1
						Tilloy		1
Hazebrouck	5	1	Cassel	6		Staple	1	.
			Bailleul	2	2	Morbecque	1	2
			St.-Euvoorde	1	1	Estaires	2	1
						Boeseghem		2
						St.-Sylv.-Cappel		1
						Merville	1	1
						St.-Cewerck	1	1
						Nieppe		2
						Caestre		1
						Houdeghem		1
						Flêtre		1
						Vieux-Berquin		1
						Merris		1
						Godzwersvelde		1
						Bavincknove		1
						Sercus		1
						Rubrouck		1
						Boeschèpe		1
						Liguy	2	2
Cambrai	14	2	Solesmes	3		Walincourt		2
			Le Catteau	2	1	Gonnelieu		1
			Marcoing		1	Troisvilles		1
			Clary		1	Gonzeaucourt		1
						Casillon	2	
						Viesly	1	
						St.-Aubert	1	
						Abancourt		1
						Honnecourt		2
						Ors		1
						Crevecœur		1
						Villers-Outréaux		1
						Avenez-lez-Aub.		1
						Ewuy		2
						Quiévy		2
						Saulzoir		2
						Niergnies		1
						Neuvilly		1
						Paillencourt		1
						St.-Surplet		1
						Busigny		1
						Bautouzelle		1
						Caudry		1
						Bernerain		1
						Maurois		1

CHEFS-LIEUX D'ARRONDISSEMENTS.	DOCT.-MÉD.	OFFIC. DE S.	CHEFS-LIEUX DE CANTONS.	DOCT.-MÉD.	OFFIC. DE S.	COMMUNES ET HAMEAUX.	DOCT.-MÉD.	OFFIC. DE S.
						Elincourt		2
						Fontaine-N.-D.		1
						Juchy		1
						Verlain		1
						Haussy		1
						Ramillies		1
						Pommereuil		1
						Maretz		1
						Masnières		1
						St.-Waast		1
						Villers-G.		1
						Fontaine-au-P.		1
						Rumilly		1
						Escarmain		1
Avesnes	3	2	Le Quesnoy	4	1	Etræungt	2	1
			Maubeuge	5		Maroilles	1	
			Berlaimont	1		La Longueville	1	
			Landrecies	3		Dourlers	1	
			Bavay	3		Wargnies-le-Petit	1	
			Trélon		1	Fourmies	1	1
			Solre-le-Chât		3	Marbain	1	1
						Beaufort	1	1
						Frasnoy		1
						Englefontaine		1

CHEFS-LIEUX D'ARRONDISSEMENTS.	DOCT.-MÉD.	OFFIC. DE S.	CHEFS-LIEUX DE CANTONS.	DOCT.-MÉD.	OFFIC. DE S.	COMMUNES ET HAMEAUX.	DOCT.-MÉD.	OFFIC. DE S.
						Sains		
						Anor		2
						Floyon		1
						Poix		4
						Paillencourt		1
						Gommeguies		1
						Obies		1
						Bousies		1
						Eppesauvage		1
						Berlaimont		1
						Leval		1
						Jolimetz		1
						Felleries		1
						Prisches		2
						Villers-Sal		1
						Jeaumont		1
						Dompierre		1
						Forest		2
						Cartignies		1
						Gommegnies		1
						Consolre		1
						Ferrières-la-Gr.		1
						Sars-Poterie		1
						Wallers		1
						Wignehies		1
						Taisnières		1
						Vendegie-au-B.		1
						Feignies		1
						Cotteret		1

TABLEAU N° 5.

CHEFS-LIEUX D'ARRONDISSEMENTS.	DOCT.-MÉD.	OFFIC. DE S.	CHEFS-LIEUX DE CANTONS.	DOCT.-MÉD.	OFFIC. DE S.	COMMUNES ET HAMEAUX.	DOCT.-MÉD.	OFFIC. DE S.
Verdun	11		Clermont	2		Bethincourt		1
			Etain	3		Ornes		2
			Fresne-en-Wavre	1	1	Marre		1
			Souilly		1	Dombasle		1
			Varennes	1		Neufour		1
						Bursy		1
						Hannonville	1	
						Maizeray	1	1
						Tilly	2	
						Esnes		2
						Dugny	1	
						Diene		1
						Ambly		1
						Rapt-en-Wavre		1
Montmédy	1	3	Damvillers		3	Sivry-sur-Meuse		1
			Dun	1	1	Jametz	1	
			Montfaucon	1	2	Billysmaugienne		1
			Stenay	4	1	Museray		1
				1		Spincourt		1
Commercy	2	1	Gondrecourt	1	1	Saint-Aubin		1
			Saint-Michiel	4		Hondelaincourt		1
			Vaucouleurs	1	1	Manvages	1	1
			Vigneulles	1		Trevenay		2
			Void	1	1	Baudignécourt	1	1
						Nicey		1
						Pierrefitte		1
						Villette dev. S. M.		1
						Xivray	1	
						Apremont		1
						Taillancourt		
						Maxcy-sur-V		1
						Saint-Maurice		
						Hattouchatel		1
						Sorcy		1
Bar-le-Duc	6	2	Ancerville	1		Causances	1	1
			Ligny	3		Ruplauxnonain		1
			Revigny	2	1	Stainville	1	1
			Triancourt	1	2	Saudrupt	2	2
						Robert-Espagro	1	
						Menaucourt	1	
						Loiscy		1
						Monley	1	2
						Montiers-S.-Saulx	1	1
						Nettancourt	1	
						Beaucourt		1
						Lavoye	1	
						Beauzée	1	1
						Nubécourt	1	1
						Labeycourt	1	1
						Chaumont S. A.		1
						Rembert-aux-P		2
						Condé	1	1
						Naives devant B	1	

TABLEAU N° 6.

CHEFS-LIEUX D'ARRONDISSEMENTS.	DOCT.-MÉD.	OFFIC. DE S.	CHEFS-LIEUX DE CANTONS.	DOCT.-MÉD.	OFFIC. DE S.	COMMUNES ET HAMEAUX.	DOCT.-MÉD.	OFFIC. DE S.
Agen	19	1	Astaffort	3	1	Aiguillon	3	
			Port-Sainte-Marie	3	1	Layrac	2	3
			Laplume	1	1	Clermont-Dessus		1
			Praisac	1	1	Sainte-Colombe	1	2
			Puymirol		2	Saint-Bazeille	2	
			Beauville		1	Aiguillon	1	1
						St.-Jean de Thurac	1	
						Caudecoste	1	1
						Saint-Maurin	1	1
						Serignoc	1	1
						Montpezat	1	
						Birac	1	
						Sauvagnas	1	
						Saint-Hilaire		1
						La Sauvetat		1
						Pont-du-Casse		1
						Saint-Salvy		1
						Moirax		1
						La Croix-Blanche		1
						Lusignan-Petit		2
						Roquefort		

CHEFS-LIEUX D'ARRONDISSEMENTS.	DOCT.-MÉD.	OFFIC. DE S.	CHEFS-LIEUX DE CANTONS.	DOCT.-MÉD.	OFFIC. DE S.	COMMUNES ET HAMEAUX.	DOCT.-MÉD.	OFFIC. DE S.
Villeneuve	6	3	Fumel	3	1	Monsempron	1	
			Monclar	4		Douzains		1
			Tournon	1	2	Montaut		1
			Sainte-Livrade	1		Monbahus	1	2
			Penne	1	2	Fourgrave	1	
			Castillonez	2	1	Saint-Pasteur	1	
			Montflauquin	4	1	Lalandusse	1	
			Villeréal	3		Casseneuil	1	1
			Cancon	1	1	Samazan	1	
			Sainte-Livrade	2	4	Montastruc	1	
			Sauveterre			Massoulis	1	
						Tombebœuf		1
						Saint-Antoine		1
						Lacapelle-Biron		1
						Castelnaud		1
						Massels		1
						Hautefage		2
						Cohusac		1
						Trentel		1
Marmande	6	3	Meilhan	3		Montignac	1	1
			Mas	3	1	Miramont	2	1
			Tonneins	5	1	Levignac	1	
			Bouglon	1		Clairac	5	1
			Duras	2	2	Sainte-Bazeille	1	
			Lauzun	2		Fanillet	2	
			Castelmoron	2	3	Couthures	1	
						Castelnaud	1	1
						Lafitte	2	

CHEFS-LIEUX D'ARRONDISSEMENTS.	DOCT.-MÉD.	OFFIC. DE S.	CHEFS-LIEUX DE CANTONS.	DOCT.-MÉD.	OFFIC. DE S.	COMMUNES ET HAMEAUX.	DOCT.-MÉD.	OFFIC. DE S.
						Fourgues	1	2
						Gontaud	1	1
						Saint-Barthélemy	1	1
						Verteuil		1
						Senestis		1
						Samazan		1
						Cocumont		1
						Savignac		1
						Argenton		1
						Loubès-Bernac		1
						Laparade		1
						Esse-Cassefort		1
Nérac	4	4	Mezin	5		St.-Pé-St.-Simon	1	
			Lavardac	2		Feugarolles	1	1
			Castel-Jaloux	3	1	Vianne		1
			Damasan	3		Calignac		1
			Francescas		2	Sos	2	1
			Houeilles		2	Lamontjoie	1	1
						Buzet	1	
						Villefranche	1	
						Bruch	1	1
						Frechou		1
						Montagnac		1
						Saumont		1
						Moucaut		1
						Fargues		1
						Xaintrailles		1
						Moncrabeau		2
						Puch		1
						Villeneuve-Mezin		1
						Pondenas		1
						Saint-Vincent		1
						Audiran		1
						Montesquieu		1
						Durance		1

Dép. du Bas-Rhin. TABLEAU N.º 7

CHEFS-LIEUX D'ARRONDISSEMENTS.	DOCT.-MÉD.	OFFIC. DE S.	CHEFS-LIEUX DE CANTONS.	DOCT.-MÉD.	OFFIC. DE S.	COMMUNES ET HAMEAUX.	DOCT.-MÉD.	OFFIC. DE S.
Strasbourg	73	14	Bischwiller	2	1	Herlisheim		1
			Brumath	3		Reishoffen		1
			Haguenau	5		Drusenheim		2
			Molsheim	6		Sesseinheim		2
			Schiltigheim	3		Reschwoog		1
			Wasselonne	5	1	Mammenheim	1	
						Gambsheim		1
						Weyersheim		1
						La Wantzenau		1
						Illkirk	1	
						Fegersheim		1
						Blæsheim		1
						Mutzig	2	
						Ergersheim	1	
						Haslach		1
						Dorlisheim		1
						Achenheim	1	1
						Ittenheim	1	3
						Wolfisheim	1	1
						Kolbsheim		1
						Langsertheim		2
						Oberschœffolsheim		1
						Souffelweyersheim		1
						Mundolsheim		1
						Hoënheim		2
						Oberhansbergen		1
						Reitwiller		1
						Bruschwickersheim		1
						Eckbolsheim		1
						Griesheim	1	
						Wiwersheim	1	
						Dingsheim		1
						Gougenheim		1
						Willgottheim		1
						Wangen	1	
						Westhoffen	1	1
						Marlenheim		1
						Romanswiller		1
Saverne	3	1	Saar-Union	3		Mænolsheim	1	
			Marmoutier	2	1	Mittelhausen		1
			Hochfelden	2	1	Ottwiller		1
			Bouxwiller	2		Neuwiller		2
			La Petite-Pierre	1		Mænversheim		1
			Drulingen	1		Dosserheim		1
						Dettwiller		2
						Pfaffenhoffen		1
						Jugwiller		1
						Herbisheim		1
						Meelsheim		1
						Harskirchen		1
Selestat	5		Villé	2	1	Niedernai	1	
			Barr	6	1	Meistratzheim	1	

CHEFS-LIEUX D'ARRONDISSEMENTS.	DOCT.-MÉD.	OFFIC. DE S.	CHEFS-LIEUX DE CANTONS.	DOCT.-MÉD.	OFFIC. DE S.	COMMUNES ET HAMEAUX.	DOCT.-MÉD.	OFFIC. DE S.
			Obernai	3	1	Ebersmunster	1	
			Rosheim	1	1	Kintsheim	1	
			Benfeld	4	1	Rhinau	1	
			Erstein	4	3	Dambach	1	1
			Markolsheim	1		Sundhausen		2
						Muttersholz		1
						Bœrsch		1
						Epfig		1
						Andlau		4
						Ebersheim		1
						Boftsheim		1
						Kogenheim		1
						Hilsenheim		1
						Stotsheim		2
Wissembourg	5	3	Niederbronn	3	1	Oberbronn	1	
			Seltz	1	1	Hatsen		1
			Soultz-sous-Forét	2	2	Niederlanterbach		1
			Lanterbourg	2	1	Walcbitschoff		1
			Wœrth	1	2	Clubourg		1
						Lembach		1
						Laugensoultbach		1
						Durrembach		1
						Salmbach		1
						Gœrsdorf		1
						Surbourg		

TABLEAU N° 8.

CHEFS-LIEUX D'ARRONDISSEMENTS.	DOCT.-MÉD.	OFFIC. DE S.	CHEFS-LIEUX DE CANTONS.	DOCT.-MÉD.	OFFIC. DE S.	COMMUNES ET HAMEAUX.	DOCT.-MÉD.	OFFIC. DE S.
Dijon	31	4	Fontaine-Française	1		Arc-sur-Tille	1	1
			Auxonne	5		Molay	1	
			Mirebeau	1		Ouges	1	
			Selongey	2	1	Ternant	1	
			Sombernon	1	1	Gemeaux	1	
			Gevrey	1	1	Saulon-la-Rue	1	1
			Is-sur-Tille	2		Beire-le-Château	1	
			Pontailler	1		Sacquenay	1	
			Genlis		2	Lamargelle		1
			St-Seine-l'Abbaye		3	Pont-de-Pany		1
			Grancey		2	Pluvault		1
						Bèze		1
						Turcey		1
						Salives		1
						Izeure		1
						Beaumont		1
						Norges		1
						Thil-Chatel		1
						Blaisy		1
						Aiserey		1
						Malain		1
						Pluvet		1
Châtillon	5	2	Laignes	1	2	Sacquency	1	
			Montigny-sur-A.	1		Minot	1	
			Aignay	1	1	Saint-Marc	1	
			Reccy-sur-Ource	1	1	Frolois		1
			Baigneux		1	Rougemont		1
						Belan		2
						Origny		1
						Aisey-le-Duc		1
						Leuglay		1
						Poiseul-la-Ville		1
						Gevrolles		1
						Saint-Marc		1
						Vauvey		1
						Larrey		1
						Coulmier		1
						Asnières		1
						Savoisy		1
Semur	5	1	Montbard	3	2	Époisses	1	
			Flaviguy	2		Rouvray	2	
			Vitteaux	3	1	Alise-Sainte-R	1	1
			Précy	1	1	Lamotte	1	1
			Saulieu	4	1	Lucenay	1	2
						Moutier-St-Jean		2
						Bussy		1
						Viserny		1
						Montberthaud		1
						Marigny		1
						Montigny-sur-A.		2
						Mont-Saint-Jean		2

CHEFS-LIEUX D'ARRONDISSEMENTS.	DOCT.-MÉD.	OFFIC. DE S.	CHEFS-LIEUX DE CANTONS.	DOCT.-MÉD.	OFFIC. DE S.	COMMUNES ET HAMEAUX.	DOCT.-MÉD.	OFFIC. DE S.
						Choisy		1
						Verrey		1
						Grignon		1
						Laroche-en-Brenil.		1
Beaune	10	4	Arnay	5	1	Brases-en-Plaine	2	
			Nuits	3	1	Sainte-Sabine	1	
			Pouilly-en-Auxois.	2	1	Commarin	1	
			Bligny-sur-Ouche.	3		Eguilly	1	
			Seurre	4	1	Censerey	1	
			St-Jean-de-Losne.	1	2	Chevigny	1	
			Nolay	2	1	Labergement	1	
						Meursault	1	2
						Corberon	1	
						Tichey		1
						Santenay		1
						Ivry		1
						Esbarres		1
						Bagnot		1
						Auvillars		1
						Reccy		1

TABLEAU N° 9.

CHEFS-LIEUX D'ARRONDISSEMENTS.	DOCT.-MÉD.	OFFIC. DE S.	CHEFS-LIEUX DE CANTONS.	DOCT.-MÉD.	OFFIC. DE S.	COMMUNES ET HAMEAUX.	DOCT.-MÉD.	OFFIC. DE S.
Nantes.........	87	15	Machecoul......	4		Vieillevigne......	2	
			Saint-Philbert....	1	1	Mauves.........	1	1
			Clisson.........	3	2	Santron.........	1	1
			Vertou.........	1	1	Rezé...........	2	
			Légé..........	1	2	Château-Thébaud.	1	
			Vallet.........	1	1	Sucé..........		1
			Loroux.........		4	St-Herblaind.....		1
			Aigrefeuille.....		2	Lahaye.........		1
			Carquefou......		1	Indre..........		3
			Chapelle-sur-E...		1	Monnières.......		1
						St-Julien........		1
						Touvois.........		1
						Limouzinière.....		1
						St-Aignan.......		1
						Pont-St-Martin...		1
						Bignon.........		1
						Chapelle-B.-Mer..		1
						Chapelle-Heulin..		1
						Boissière........		1
						Paulx..........		1
						Montbert........		1
						Sucé..........		1

— 76 —

CHEFS-LIEUX D'ARRONDISSEMENTS.	DOCT.-MÉD.	OFFIC. DE S.	CHEFS-LIEUX DE CANTONS.	DOCT.-MÉD.	OFFIC. DE S.	COMMUNES ET HAMEAUX.	DOCT.-MÉD.	OFFIC. DE S.
Châteaubriand....	3	2	Nozay..........	2		Sion...........	1	
			Nort...........	1	2	Petit-Mars.......		1
			Moisdon........		1	Héric..........		1
			St-Julien-de-Vouv.		1	St-Mars-du-D....		1
			Rougé.........		1			
Ancenis.........	3	1	St-Mars-la-Juille..	1	1	Anetz..........	1	
			Varrades........	1	1	Couffé.........		1
			Ligné..........		1	Joué..........		1
			Riaillé.........		1	Belligné........		2
						Rouxière........		1
						Mesanger.......		1
						Oudon.........		1
Savenay........	4		Blain..........	3	1	Montoir........	2	1
			Guérande.......	3		Cambon........	1	
			Pont-Château....	1		Donges........	1	
			Le Croisic......	2		Batz..........		1
			St-Etienne-de-M..	1	1	Temple........		1
			Saint-Nazain.....		1	Couéron........		1
			Guéménée......		1	Plessé.........		1
			Pont-Château....		1	Piriac.........		1
Paimbœuf.......	4		Bourgneuf......	2		Sainte-Marie.....	1	
			St-Père-en-Retz...	2		Frossay........	1	
			Pornic.........	1		Rouans.........	1	
			Pellerin........		3	Port-St-Père.....	1	
						Chauvé........		1
						Moutiers........		1
						Vue...........		1

— 77 —

Pour apprécier convenablement la portée de ces tableaux, il faut se rappeler les proportions des docteurs et des officiers de santé. Elles sont les suivantes pour ces six départements (1).

	Docteurs.	Officiers de santé.
Nord	218	312
Meuse	71	66
Lot-et-Garonne.......	144	116
Bas-Rhin.............	164	100
Côte-d'Or	129	95
Loire-Inférieure	154	94
	880	783

On voit que sur ces six départements pris au hasard, la proportion entre les deux classes de médecins est à peu près la même que dans la liste générale; or, il est facile de reconnaître, dès l'abord, que les officiers de santé sont,

(1) On trouvera entre la population médicale de ces six départements, telle qu'elle est spécifiée sur ces tableaux, et celle que nous avons indiquée dans notre liste générale une légère différence en faveur de cette dernière. Cela tient à ce que ces tableaux ont été tracés à diverses époques et que le domicile de quelques médecins n'a pu toujours être précisé.

en effet, en général, relégués hors des grands centres de population.

Ces six chefs-lieux de départements ont un personnel médical de 307 médecins; sur ce nombre, il y a 257 docteurs en médecine et 50 officiers de santé seulement. C'est-à-dire 19 officiers de santé sur 100 docteurs en médecine.

Dans les chefs-lieux d'arrondissement, la différence est un peu moins forte : sur une population médicale de 184 individus, on compte 137 docteurs et 47 officiers de santé.

C'est-à-dire 34 officiers de santé pour 100.

Nous allons observer une progression bien plus sensible dans les chefs-lieux de canton. Leur population médicale est de 466, dont 298 docteurs et 168 officiers de santé.

La proportion est donc de 56 pour 100.

Ainsi, à mesure que l'on quitte les centres de population, le nombre des officiers de santé se multiplie; il était d'abord du cinquième, puis du quart; il est maintenant des deux cinquièmes, mais quand on arrive aux communes dont les villages n'ont pas assez de population pour former même un chef-lieu de canton, les officiers de santé s'y trouvent en grande majorité. Sur un total de 664 médecins qui habitent les six départements indiqués, on compte 483 officiers de santé et 181 docteurs en médecine seulement.

C'est-à-dire 37 docteurs en médecine sur 100 officiers de santé.

Nous avions voulu mettre en regard des villes et des villages, habités tant par les docteurs que par les officiers de santé, le chiffre de leur population. Malheureusement, les recensements ne se font point en France par feux, mais par communes. Ainsi la population indiquée sur les tables statistiques est assez exactement celle des villes, parce que leur territoire ne s'étend guère au delà de leurs murailles, mais il n'en est plus de même des campagnes. Une commune peut être composée d'un grand nombre de petits villages disséminés sur une vaste étendue de terrain, et contenir deux ou trois mille habitants, tandis que quelques centaines seulement occupent le hameau où le médecin a sa résidence. De sorte que celui-ci ne peut presque pas voir un malade sans avoir un long chemin à parcourir. Le chiffre des populations n'aurait donc fourni aucun renseignement utile quant aux campagnes ; il n'au-

rait servi qu'à nous induire en erreur, en nous
faisant supposer que les officiers de santé sont
fixés dans des villages très-populeux, ce qui n'a
pas lieu le plus ordinairement.

Une remarque qui n'aura pas échappé à
nos lecteurs, touchant la distribution des médecins sur le territoire, c'est que, dans la longue file de communes énumérées aux tableaux,
il arrive un moment où les docteurs en médecine ont complétement abandonné le terrain,
qui est souvent occupé, alors, par deux ou
trois officiers de santé, quelquefois davantage,
en sorte que la concurrence existe entre ces
derniers, dans les lieux mêmes les plus reculés;
mais ces tables prouvent aussi que souvent ils
s'établissent dans les villes, sur des points où,
eu égard à la population, les docteurs en médecine se trouvent déjà en nombre bien suffisant.

On conclura donc des divers tableaux dressés
dans ce chapitre, que la suppression du titre
d'officier de santé serait une mesure extrêmement grave, dont les conséquences pourraient
être funestes, soit en affaiblissant outre mesure
le personnel médical, soit en privant certaines
localités des secours qui leur sont nécessaires,

et que des docteurs en médecine ne consenti-
raient très-probablement pas à leur porter.

N'y a-t-il donc rien à faire dans l'état actuel
des choses? et si l'on conserve deux ordres de
médecins, l'un doit-il, pour l'obtention de son
diplôme, subir des épreuves longues et difficiles,
et l'autre jouir des mêmes priviléges sans avoir
offert, dans des examens sérieux, les gages
d'une solide instruction? Recourons encore à
notre statistique. Elle nous a prouvé que non-
seulement le personnel médical était très-iné-
galement réparti sur la surface du royaume,
mais encore que ce personnel était véritablement trop nombreux eu égard à la population;
or, le nombre des officiers de santé, qui égale
presque celui des docteurs, nous semble pouvoir être réduit sans inconvénient. Cette réduction doit s'opérer en rendant les épreuves
plus difficiles; le corps médical y gagnera en
considération, puisque quelques-uns de ses
membres seront plus instruits; le public n'y
perdra pas, car les nouvelles épreuves ne seront pas de nature à faire renoncer les jeunes
gens au titre de médecin de second ordre. Une
telle mesure serait certainement une amélioration apportée dans l'organisation médicale,

mais elle ne remédierait pas à tous les inconvénients attachés à deux ordres de médecins. Peut-être vaudrait-il mieux ne pas exiger des officiers de santé des connaissances plus étendues, mais leur interdire le séjour des grands centres de populations où leur présence n'est point nécessaire. Nous les croyons indispensables dans les communes rurales où les docteurs en médecine ne peuvent les remplacer. Partout ailleurs, ces derniers sont en nombre suffisant pour les soins à donner aux malades et les habitants des villes ne souffriraient point de cette exclusion (1).

(1) Avons-nous besoin de faire remarquer que, quelque parti que prenne le gouvernement à cet égard, ces mesures ne peuvent concerner les officiers de santé reçus en vertu des règlements qui nous régissent aujourd'hui ? Les lois n'ont jamais d'effet rétroactif en France, et cette exclusion ne pourrait par conséquent les atteindre. Loin de redouter une pareille réforme, ils doivent au contraire la désirer aussi vivement que les docteurs en médecine, car elle diminuerait le nombre des praticiens dans les villes sans augmenter le personnel médical des campagnes, et en éloignant une concurrence fâcheuse rendrait plus profitable l'exercice de leur art.

CHAPITRE III.

Population médicale comparée en 1830 et 1844.

La statistique n'a pas seulement pour but de faire constater un état de choses dont la connaissance importe à l'administration, elle permet de comparer l'état présent à l'état passé, et cette opération nous fournit parfois les enseignements les plus précieux. Malheureusement la statistique est une science toute nouvelle, et nous ne sachons pas que jamais elle ait été appliquée à l'étude de l'organisation médicale. Si quelqu'un eût publié, il y a trente ans, un ouvrage pareil à celui qui nous occupe, il servirait peut-être aujourd'hui à détruire bien des erreurs accréditées sur l'état des médecins en France à l'époque des guerres de l'Empire.

On croit cependant pouvoir assurer que dans ce temps, qui déjà est bien loin de nous, le personnel médical était infiniment moins nombreux que de nos jours. Dans les dix premières années de la Restauration, les vides formés par une longue guerre dans tous les services publics se sont comblés, et, dans la profession médicale en particulier, l'encombrement n'a pas tardé à succéder à la disette. Toutes les places disponibles, une fois occupées, la population médicale a cessé de s'accroître, et nous sommes aujourd'hui dans les conditions où nous étions il y a vingt ans.

Cette opinion, du moins, s'appuie sur des documents que nous nous sommes procurés en 1830, à l'époque où nous avons commencé les études que nous publions aujourd'hui. Ces documents nous prouvent de la manière la plus évidente que le personnel médical était, il y a quinze ans, avec la population générale, exactement dans les proportions où il se trouve maintenant. Rien n'est changé à cet égard, et il y avait à cette époque encombrement et inégale répartition des médecins sur le territoire, comme on l'observe en 1844.

Les documents sur lesquels nous nous appuyons pour constater ce fait, ne sont pas aussi complets que ceux qui nous ont indiqué la population médicale actuelle. Il a fallu bien des efforts et de la persévérance pour arriver à recueillir les quatre-vingt-six listes que nous avons publiées. Cependant nous possédons vingt-sept listes complètes publiées avant 1830. Nous connaissons donc le personnel médical de cette époque dans le tiers de la France, et ces documents sont bien suffisants pour nous amener à préciser quel en devait être le chiffre sur toute l'étendue du royaume.

Le tableau que l'on va voir nous donne le dépouillement de ces listes en opposition avec celles du temps présent. Nous avons séparé les officiers de santé des docteurs, afin de constater la modification qu'a subie le personnel médical dans sa composition depuis quinze années.

TABLEAU N° 10.

Tableau de la population médicale comparée en 1830 et en 1844 dans 27 départements.

DÉPARTEMENTS.	OFFICIERS de santé. 1830.	OFFICIERS de santé. 1844.	DOCTEURS-MÉDEC. 1830.	DOCTEURS-MÉDEC. 1844.	TOTAL des médec. 1830.	TOTAL des médec. 1844.	DIFFÉRENCE en plus pour l'époque act.	DIFFÉRENCE en moins pour l'époque act.
Ain	50	41	107	86	157	127	»	30
Aisne.	195	167	64	90	259	257	»	2
Allier.	66	41	59	89	125	130	5	»
Alpes (Basses-). . .	59	58	52	57	111	115	4	»
Ariége.	81	68	77	73	158	141	»	17
Côte-d'Or.	93	95	116	129	209	224	15	»
Doubs	68	66	54	83	122	149	27	»
Eure.	68	99	88	82	156	181	25	»
Jura.	68	84	56	86	104	170	66	»
Loire.	35	30	54	85	89	115	26	»
Loire-Inférieure . . .	90	94	151	154	241	248	7	»
Lot.	67	64	92	102	159	166	7	»
Lot-et-Garonne. . . .	107	116	166	144	273	260	»	13
Marne.	76	98	74	79	150	177	27	»
Haute-Marne	72	63	60	83	132	146	14	»
Meuse.	96	66	70	71	166	137	»	29
Oise.	136	129	48	60	184	189	5	»
Pyrénées-Orientales.	128	147	84	71	212	218	6	»
Bas-Rhin.	110	100	160	164	270	264	»	6
Haute-Saône	61	91	48	61	109	152	43	»
Seine-et-Marne. . . .	96	82	85	110	181	192	11	»
Seine-Inférieure. . . .	148	195	158	194	306	389	83	»
Deux-Sèvres	57	36	88	109	145	145	»	»
Var.	145	113	151	187	296	300	4	»
Vaucluse.	104	92	97	123	201	215	14	»
Haute-Vienne	54	68	94	93	148	167	19	»
Vosges.	49	43	64	81	113	124	11	»
Totaux.	2 377	2 356	2 417	2 746	4 776	5 098	419	97

Les 27 départements dans lesquels la population médicale a été relevée nous représentent un peu moins du tiers de la France. Le nombre des médecins qui les habitent actuellement est de 5 098, c'est-à-dire 27 pour 100 du nombre total, qui est de 18 803. Or, si l'on suppose que le nombre des médecins de ces départements, s'élevant en 1830 à 4 776, était également de 27 pour 100 de la population totale, on arrive à conclure, par une opération bien simple, que le personnel tout entier devait être alors de 17 688. Or, 17 688, nombre total des médecins en 1830, est à 18 803, chiffre de la population médicale actuelle, comme 94 est à 100. Le personnel médical se serait donc accru, dans l'espace de quinze années (1), de 16 pour 100. Mais la population générale de la France n'est pas restée stationnaire depuis cette époque ; le recensement de 1827 la porte à 31 845 428, et celui de 1832 à 32 560 934. Elle était donc, à peu près, de 32 millions en

(1) La plupart des listes que nous nous sommes procurées en 1830 avaient été faites l'année précédente, quelques-unes mêmes datent de 1827 ou 1828.

1830. Or, la population actuelle étant de 34 millions, c'est, sur la population de 1830, une augmentation de 16 pour 100. Le personnel médical s'est donc accru, depuis 1830, dans des proportions exactement semblables à celles de la population générale ; en d'autres termes, il y a aujourd'hui exactement autant de médecins, eu égard à la population, qu'il y en avait il y a quinze ans (1).

Il nous reste une remarque à faire sur la qualité des médecins qui se trouvent compris dans ces listes. Il y a, pour l'époque de 1830, 2377 officiers de santé sur 2417 docteurs, c'est-à-dire que le nombre des premiers dépasse celui des seconds de 2 centièmes. En 1843, il est de 2356, et celui des docteurs en médecine de 2746. Il est, par conséquent, dépassé de 15 centièmes. Il y a donc une diminution de 17 centièmes, ou près d'un cin-

(1) On peut ajouter une foi entière à ces calculs, car les 27 departements dont nous venons de donner le personnel médical en 1830 sont precisément du nombre de ceux dans lesquels la liste des personnes exerçant l'art de guérir est officielle. Ces tableaux, aux deux époques, sont donc aussi complets que possible, et peuvent servir de base aux proportions que nous venons d'établir.

quième pour les officiers de santé, ce qui est une proportion considérable dans un espace de quinze années. Ajoutons à cela que nous avons classé parmi les docteurs en médecine, sur nos listes de 1830, une quantité fort considérable de médecins reçus suivant les formes anciennes, et qui étaient maîtres en chirurgie ou licenciés en médecine. Aujourd'hui cette catégorie a beaucoup diminué; ils ont été, pour la plupart, remplacés par des docteurs en médecine, en sorte que le nombre de ces derniers est en réalité beaucoup plus considérable actuellement qu'il ne l'était en 1830.

Nous aurions vivement désiré pouvoir constater l'époque de l'accroissement qui est survenu tout à coup dans le personnel médical, mais nous n'avons pu nous procurer de renseignements propres à éclairer cette importante question. Nous ne trouvons, parmi nos listes, que deux relevés de beaucoup antérieurs à 1830, c'est la liste du département du Gers et celle de l'Aveyron.

La première est de l'année 1819; elle est officielle, et a été dressée par la préfecture; elle contient les noms de 181 docteurs en médecine et de 270 officiers de santé, ce qui fait un total de 451 médecins. Or, le Gers possède actuellement 124 docteurs en médecine et 233 officiers de santé. Total , 357 ; différence en moins pour l'époque actuelle, 94. Quant à la liste de l'Aveyron, elle date de l'année 1821 ; elle est également officielle, et se compose de 143 docteurs et 50 officiers de santé. Total , 193. La liste actuelle contient les noms de 193 docteurs et de 27 officiers de santé. Total , 220 ; différence en plus pour l'époque actuelle, 27.

Il est évident qu'on ne peut rien conclure de ces deux listes, dont l'une est plus forte et l'autre plus faible que celles que nous nous sommes procurées cette année. Ces documents, d'ailleurs, sont trop peu étendus pour servir de base à des calculs qui pourraient n'être appuyés que sur des exceptions.

CHAPITRE IV.

Notre statistique serait incomplète si, après avoir fourni ces documents sur les médecins livrés à la pratique civile, nous ne rappellions aussi en quelques mots quel est actuellement le personnel médical de la marine et de l'armée de terre. Ces détails seront d'autant plus nécessaires ici que c'est une sorte de complément aux tableaux précédents. Les officiers de santé de l'armée ont en effet plus d'un point de contact avec les praticiens civils. La plupart d'entre eux ne se bornent pas à donner leurs soins aux militaires ; ils sont souvent appelés concurremment avec les praticiens des villes où ils tiennent garnison. Certaines villes de guerre mêmes ne comptent que fort peu de praticiens civils, parce qu'on est dans l'usage de réclamer les conseils des officiers de santé de l'armée.

En second lieu, l'avancement est si lent et si

difficile, et les avantages offerts aux grades inférieurs sont si minimes dans le corps des médecins militaires, qu'un très-grand nombre d'entre eux donnent leur démission ou s'empressent de prendre leur retraite dès qu'ils y ont droit, pour demander à la pratique civile une aisance que la parcimonie du budget leur refuse. La population médicale civile se trouve donc ainsi accrue chaque année d'un certain nombre d'officiers de santé de l'armée qui quittent les camps pour la ville, malgré le peu d'avantages qu'offre maintenant l'exercice de l'art de guérir dans presque toutes les localités.

Le service de santé de la marine est ainsi organisé :

    1 inspecteur général,
    5 premiers médecins en chef,
    3 premiers chirurgiens en chef,
    9 seconds médecins en chef,
    5 seconds chirurgiens en chef,
    2 médecins professeurs,
    3 chirurgiens professeurs,
  89 chirurgiens de première classe,
187 chirurgiens de seconde classe,
159 chirurgiens de troisième classe.
____
463

Le cadre constitutif des officiers de santé de l'armée de terre a été fixé ainsi qu'il suit par une ordonnance du 19 octobre 1841 pour le pied de paix :

Médecins. Inspecteurs, 2; principaux de première classe, 7; de deuxième classe, 7; ordinaires de première classe, 22; de deuxième classe, 44; adjoints, 45. Total des médecins, 127.

Chirurgiens. Inspecteurs, 2; principaux de première classe, 12; de deuxième classe, 12; majors de première classe, 83; de deuxième classe, 166; aides-majors de première classe, 134; de deuxième classe, 268; sous-aides, 406. Total des chirurgiens, 1137.

Le personnel médical de l'armée de terre s'élève donc à 1264. A ce nombre, il faut ajouter 71 chirurgiens aides-majors commissionnés, ce qui en porterait le nombre total à 1335. Ce nombre, joint aux 463 médecins attachés à la marine, élève le personnel des médecins militaires à 1798. Or, le budget pour l'année 1844 porte le personnel de la marine à 66 000 hommes, et celui de l'armée de terre à 340 000. Total, 406 000 hommes. C'est, comme on le voit, un médecin pour 225 hommes.

CHAPITRE V.

Statistique du personnel médical de quelques nations étrangères à la France.

Après avoir fait connaître, autant que le permettaient nos documents, le personnel médical de la France, nous nous proposons de dresser quelques tableaux qui contiendront la statistique des médecins de plusieurs nations étrangères avec lesquelles nous entretenons les relations les plus suivies.

Nous aurions pu donner à ce petit travail une grande extension et faire l'histoire de la population médicale de la plus forte partie de l'Europe, mais nous n'avons pas toujours eu les moyens de vérifier l'exactitude des renseignements qu'on nous a transmis, et, dans la crainte de commettre des erreurs, nous avons voulu nous borner aux contrées dont le personnel médical nous est aussi particulièrement connu que celui de la France et avec lequel nos relations sont depuis longtemps aussi fréquentes et aussi suivies.

Nous ne ferons pas pour ces nations étrangè-res le même travail que pour notre pays. Notre intention, en effet, n'a pas été de donner une histoire complète du personnel médical de l'Europe, mais après avoir réuni les documents nécessaires pour arriver à une connaissance parfaite de la situation des médecins en France, il nous semblait que quelques détails sur la distribution du personnel médical hors de notre pays pourrait offrir de l'intérêt comme objet de comparaison et pour valider en quelque sorte les listes que nous venions de publier. Nous aurons, en effet, après avoir dressé ces tableaux, à signaler quelques particularités qui confirmeront encore nos lecteurs dans leur croyance à l'exactitude de nos documents.

TABLEAU N° 11.

Statistique du personnel médical de la Belgique.

PROVINCES.	PERSONNEL MÉDICAL.	POPULATION.	NOMBRE PROPORTIONNEL des médecins.
Anvers.............	263	374 927	1 sur 1 425 hab.
Brabant...........	476	625 328	1 313
Flandre orientale...	356	778 600	2 127
Flandre occidentale.	276	648 554	2 349
Hainaut...........	351	662 870	1 888
Liége.............	247	413 502	1 674
Limbourg.........	85	171 572	2 018
Luxembourg	56	176 493	3 151
Namur............	97	240 711	2 481
	2 217	4 092 557	MOYENNE 1 sur 1 845 hab.

Progression décroissante du personnel médical par provinces.

Brabant...........	1 sur 1 313 h.
Anvers...........	1 425
Liége............	1 674
Hainaut..........	1 888
Limbourg........	2 018
Flandre orientale...	2 127
Flandre occidentale.	2 349
Namur...........	2 481
Luxembourg.......	3 151

TABLEAU N° 12.

Statistique du personnel médical des Pays-Bas.

PROVINCES.	PERSONNEL MÉDICAL.	POPULATION.	NOMBRE PROPORTIONNEL des medecins.
Brabant..........	247	378 707	1 sur 1 533 hab.
Drenthe..........	45	77 769	1 728
Frise	201	235 141	1 169
Groningue........	120	182 284	1 519
Gueldre..........	208	354 477	1 704
Hollande méridion..	250	541 228	2 164
Hollande septentr..	196	456 007	2 326
Overyssel.........	97	204 941	2 112
Utrecht..........	116	147 715	1 273
Zéelande.........	147	154 000	1 047
Limbourg.........	91	195 079	2 143
Luxembourg......	52	175 223	3 369
	1 770	3 102 571	MOYENNE : 1 sur 1 752 hab.

Progression décroissante du personnel médical par provinces.

Zéelande.........	1 sur 1 047 h.
Frise	1 169
Utrecht..........	1 273
Groningue........	1 519
Brabant..........	1 533
Gueldre..........	1 704
Drenthe..........	1 728
Overyssel........	2 112
Limbourg........	2 143
Hollande méridion..	2 164
Hollande septentr.	2 326
Luxembourg......	3 369

TABLEAU N° 13.

Statistique du personnel médical des États sardes.

PROVINCES.	PERSONNEL MÉDICAL.	POPULATION.	NOMBRE PROPORTIONNEL des médecins.
Savoie............	173	564 137	1 sur 3 260 hab
Turin.............	604	873 310	1 445
Coni..............	394	566 181	1 437
Alexandrie........	522	595 563	1 140
Novare............	410	542 728	1 323
Aoste.............	22	78 110	3 550
Nice..............	181	230 718	1 274
Gênes. ......'.....	444	674 988	1 520
Ile de Sardaigne....	233	524 633	2 251
			MOYENNE :
	2 983	4 650 368	1 sur 1 558 hab.

Progression décroissante du personnel médical par provinces.

Alexandrie.........	1 sur 1 140 h.
Nice..............	1 274
Novare............	1 323
Coni..............	1 437
Turin.............	1 445
Gênes.............	1 520
Ile de Sardaigne...	2 251
Savoie............	3 260
Aoste.............	3 550

TABLEAU N° 14.

Statistique du personnel medical d'une partie de l'Espagne.

PROVINCES.	PERSONNEL MÉDICAL.	POPULATION.	NOMBRE PROPORTIONNEL des médecins.
Sevilla............	161	367 303	1 sur 2 281 hab.
Cadiz.............	179	324 703	1 813
Saragoza..........	236	301 408	1 277
Madrid...........	532	320 000	601
Toleda...........	96	282 197	2 939
Guadalaxara......	84	159 375	1 897
Burgos....	121	224 407	1 854
Logrono..........	80	147 718	1 846
Segovia..........	81	134 854	1 664
Soria	60	115 619	1 926
Valladolid........	123	184 647	1 501
Badajoz..........	103	306 092	2 971
Barcelone........	308	442 273	1 435
Tarragone........	131	233 477	1 782
Lerida...........	92	151 322	1 644
Girona...........	115	214 150	1 862
Valence..........	194	388 961	2 004
Pampaluna.......	101	230 925	2 286
Iles Baléares......	134	229 197	1 710
	2 931	4 758 628	MOYENNE : 1 sur 1 623 hab.

Progression décroissante du personnel médical par provinces.

Madrid..........	1 sur 601 h.	Burgos...........	1 sur 1 854 h.
Saragoza	1 277	Girona...........	1 862
Barcelone........	1 435	Guadalaxara......	1 897
Valladolid........	1 501	Soria	1 926
Lerida...........	1 644	Valence..........	2 004
Segovia..........	1 664	Sevilla..........	2 281
Iles Baléares......	1 710	Pampaluna.......	2 286
Tarragone........	1 782	Toleda...........	2 939
Cadiz...........	1 813	Badajoz..........	2 971
Logrono..........	1 846		

TABLEAU N° 15.

Statistique du personnel médical de quelques cantons de la Suisse.

CANTONS.	PERSONNEL MÉDICAL.	POPULATION.	NOMBRE PROPORTIONNEL des médecins.
Genève............	52	58 666	1 sur 1 128 hab
Glaris............	20	29 348	1 467
Lucerne...........	64	124 521	1 945
Neufchâtel........	22	58 616	2 664
Tessin............	57	113 923	1 995
Vaud..............	84	183 582	2 185
Zug...............	8	15 322	1 915
	307	583 978	MOYENNE : 1 sur 1 902 hab.

Progression décroissante du personnel médical par cantons.

Genève............	1 sur 1 128 h.
Glaris............	1 467
Zug...............	1 915
Lucerne...........	1 945
Tessin............	1 995
Vaud..............	2 185
Neufchâtel........	2 664

Nous nous bornerons, pour le moment, à faire connaître le personnel médical de ces cinq contrées. Les documents que nous publions sur ces pays étrangers sont aussi exacts, aussi complets que ceux que nous avons puisés en France. Dès que nous avons conçu le moindre doute sur l'exactitude des renseignements fournis par nos correspondants, nous nous sommes arrêté, et c'est pour cela que nous ne dressons que partiellement les tableaux relatifs à la Suisse et à l'Espagne; mais dans ces deux dernières contrées nous agissons sur une surface assez étendue pour qu'on puisse arriver très-approximativement à déterminer le personnel médical du pays entier. Ainsi, les 19 provinces d'Espagne dont nous avons fait le dénombrement nous offrent une population de 4 758 628 individus : la population de l'Espagne entière est de 12 286 941. On peut donc établir les proportions suivantes : 4 758 628 est à 12 286 941 comme 2931, nombre des 19 provinces, est à celui de l'Espagne tout entière. Un calcul bien simple démontre que ce dernier nombre est de 7 567. Il y a donc, suivant toutes les probabilités, 7 567 médecins dans toute l'Espagne.

Il en est de même de la Suisse. Les 7 cantons dont nous avons fait connaître le personnel médical offrent une population de 583 978 individus, parmi lesquels nous comptons 307 médecins. La population totale de la Suisse étant de 2 188 009 habitants, le personnel médical de cette contrée doit égaler 2 188 009 multipliés par 307, divisés par 583 978, c'est-à-dire 1 150 ; on peut donc croire qu'il existe en Suisse 1 150 médecins.

Les documents que nous possédons sur la Belgique, la Hollande et les États sardes nous ont permis de faire connaître d'une manière complète le personnel médical de ces contrées. On sera frappé, en voyant ces divers tableaux, des rapports qui existent partout entre la population générale et le nombre des médecins, rapports qui varient fort peu, bien qu'il y ait des différences bien grandes dans la richesse de ces diverses régions. La Belgique et la Hollande, par exemple, pays extrêmement peuplés et fort riches, où les maladies sont nombreuses et variées, offrent un personnel médical comparativement moins élevé que les États sardes et l'Espagne, dont plusieurs provinces sont renommées pour la salubrité du climat et la sobriété de leurs habitants. Nous avons quelquefois, en France, observé la même anomalie, car on se rappelle que la Corse et les Pyrénées sont de tous les départements ceux dans lesquels la population médicale est la plus nombreuse.

Quoi qu'il en soit, la population générale de ces diverses contrées, comparée au personnel médical, donne :

Pour les États sardes..... 1 médecin sur 1 558 habitants.
Pour l'Espagne.......... 1   1 623
Pour les Pays-Bas........ 1   1 752
Pour la Belgique......... 1   1 845
Pour la Suisse.......... 1   1 902

La France n'occuperait que le quatrième rang dans ce tableau, bien loin d'avoir un personnel médical plus nombreux que les autres contrées de l'Europe, comme on s'est plu à le répéter. Mais il résulte de tous les documents que nous avons pu nous procurer pour établir cette statistique, que le nombre des médecins en Europe suit une progression croissante à mesure que l'on descend vers le midi. Cette progression est des plus sensibles, même pour la France; car si on partage cette contrée en deux zones, on verra que la partie nord possède 1 médecin sur 1 935 habitants, tandis que la partie sud en offre 1 sur 1 586. Si même on divise cette partie sud en deux régions, celle du sud-ouest, qui se trouve sous un ciel beaucoup plus chaud, offre l'énorme proportion d'un médecin sur 1 345 habitants. Cette progression est, comme on le voit, assez en rapport avec la population médicale de toutes les contrées dont nous avons fait le relevé dans cette statistisque.

Nous ajouterons que les listes, que nous nous sommes procurées, soit en Allemagne, soit dans d'autres pays plus rapprochés du pôle, nous ont donné exactement les mêmes résultats, et que nous avons toujours vu le personnel médical diminuer dans ses rapports avec la population à mesure qu'on avance dans le nord; nous espérons pouvoir un jour rendre cette proposition évidente en dressant la carte figurative du personnel médical de toute l'Europe. Ici se borneront, pour le moment, des recherches qui n'ont d'intérêt qu'autant qu'on peut être assuré de leur parfaite exactitude, et nous croyons qu'après avoir consulté ces divers tableaux, nos lecteurs ne conserveront aucun doute sur leur sincérité.

CONCLUSIONS.

——

Des nombreuses considérations dans lesquelles nous sommes entré, ainsi que des divers tableaux dressés dans cette première partie, il résulte :

1° Que le nombre des praticiens en France est de 18 800, ce qui, sur la population totale donne 1 810 individus par chaque médecin ;

2° Que ces médecins sont répartis d'une manière très-inégale sur le territoire ; que, dans certains départements, ils doivent fournir à peine aux besoins de la population ; que dans d'autres, et c'est le plus grand nombre, ils sont tellement multipliés qu'ils ne doivent pas trouver dans l'exercice de leur art un salaire suffisant ;

3° Qu'une foule de causes peuvent nécessiter, dans les différentes localités, un personnel médical plus ou moins nombreux, mais que, dans beaucoup de circonstances, il est impossible de s'expliquer pourquoi les médecins abondent dans certains lieux, pourquoi ils sont rares dans quelques autres ;

4° Que le nombre des officiers de santé forme environ les quatre cinquièmes de celui des docteurs en médecine et en chirurgie ; que ce nombre tend à diminuer chaque année ;

5° Que les officiers de santé fixent rarement leur demeure dans les chefs-lieux de département, qu'ils ne sont pas en grand nombre dans les chefs-lieux d'arrondissement, mais qu'ils habitent en général les chefs-lieux de canton, et surtout les communes et les hameaux ;

6° Que le nombre des médecins qui pratiquent leur art en France est aujourd'hui (eu égard à la population) exactement le même qu'en 1830, et qu'il n'a ni augmenté ni diminué depuis cette époque ;

7° Que le personnel médical de la marine et de l'armée se compose de 1 798 médecins ou chirurgiens, c'est-à-dire d'un médecin sur 225 hommes ;

8° Que dans l'espace de 9 années (1835 à 1843), les facultés et les jurys médicaux ont reçu 4774 docteurs en médecine ou en chirurgie et 2 616 officiers de santé ;

9º Que le personnel médical de plusieurs nations étrangères est, dans ses rapports avec la population, dans des proportions à peu près semblables à celles que nous venons de signaler pour la France; qu'en Belgique il y a un médecin sur 1845 individus; en Hollande, 1 sur 1752; en Suisse, 1 sur 1902; dans les États sardes, 1 sur 1558 ; en Espagne, 1 sur 1623;

10º Enfin, que le nombre des médecins est en général plus considérable dans les pays chauds que dans les pays froids.

DEUXIÈME PARTIE.

CHAPITRE PREMIER.

Du charlatanisme et de la manière dont il est reprimé.

Il n'est pas de profession libérale qui ne soit aujourd'hui mieux rétribuée que celle du médecin. Les avocats, les officiers ministériels ont élevé leur salaire en raison de l'augmentation de la fortune publique. Si ces derniers ont vu s'augmenter le prix de leur charge, leurs revenus, comme compensation, ont décuplé depuis trente ans; mais le salaire des médecins n'a point suivi la même progression; il s'est, au contraire, souvent réduit en raison de la concurrence. Les honoraires imposés par les tribunaux à l'ingratitude des malades, quand il faut recourir à ce moyen extrême, sont dérisoires; ceux que la loi nous concède lorsque la société a besoin de nos lumières

égalent à peine le salaire d'un maçon; le service des hôpitaux est à peu près gratuit. Le
plus grand nombre des médecins de cam-
pagne préparait et vendait autrefois des médicaments; aujourd'hui des pharmaciens habitent les plus petits bourgs et leur interdisent
cette ressource. Les sages-femmes se sont multipliées dans les mêmes proportions, et font à
vil prix la plupart des accouchements; enfin,
les charlatans abondent comme par le passé.
Les renoueurs, les jugeurs d'eaux, les vendeurs
d'orviétan, magnétiseurs, sorciers, homœo-
pathes pullulent dans les campagnes et nuisent
plus encore aux médecins par la déconsidération qu'ils jettent sur l'art de guérir que par le
tort matériel qu'ils leur apportent.

Voilà, pour notre profession, des causes de
décadence contre lesquelles elle lutterait en
vain si l'administration persistait à lui refuser
tout concours, et ne comprenait enfin qu'il est
de l'intérêt de la société tout entière que le
corps médical soit riche et considéré.

Ne devrait on pas, par exemple, accorder
à nos expertises un salaire plus élevé? Quand
des magistrats estiment notre journée de travail à six francs, on ne doit pas s'attendre à

trouver dans le public une plus juste appréciation de la valeur de nos conseils. En nous
indemnisant plus largement des pertes que
nous causent des déplacements coûteux, en
taxant à un prix plus élevé les avis que nous
donnons devant les tribunaux sous notre responsabilité, l'administration laisserait croire
qu'à ses yeux un médecin instruit et expérimenté est plus précieux à la société que le ser-
rurier qui fournit des renseignements sur la
manière dont une porte a été forcée, ou que
l'armurier qui constate l'état d'un fusil récemment déchargé. Loin de là, les tribunaux semblent prendre à tâche d'amoindrir encore les
minces rétributions que la loi nous accorde.
Un crime est-il commis, un médecin reçoit une
assignation pour se transporter au chef-lieu
de son département, *comme témoin*, dans une
affaire dont il n'a jamais ouï parler. Le président qui va l'interroger sait fort bien que ce médecin n'a aucune connaissance personnelle du
fait dont il est question, mais il a besoin de ses
lumières pour éclairer les jurés sur un point de
médecine légale. Il lui demande, en effet, si telle
substance administrée dans certaines circonstances peut donner la mort ; si un coup porté

dans telle direction peut fracturer un os, etc.,
toutes questions qui ne peuvent être résolues
que par un homme de l'art, par un *expert*,
et non par un *témoin*; mais en assignant le médecin comme témoin on évite les frais d'une
expertise, et on ne lui donne que la taxe du
témoin. Si l'homme de l'art ainsi consulté refuse de répondre, à moins qu'on ne lui recon-
naisse la qualité d'expert, il est sur-le-champ
condamné à l'amende *en sa qualité de témoin.*

Que la loi autorise cette fraude, ou que les
magistrats, par un zèle coupable pour les intérêts du trésor frustrent, sans en avoir le droit,
les médecins d'un gain qui leur est légitimement dû, toujours est-il que ces abus se répè-
tent sans cesse et que notre profession est
la seule qui soit victime de cette interprétation.

Il est donc du devoir des hommes éminents
consultés par le ministre sur les besoins du
corps médical en France, de lui représenter que
les indemnités accordées par les tribunaux aux
médecins experts sont tout à fait insuffisantes,
et de lui signaler l'abus que l'on fait de l'espèce
de confusion qui existe dans certains articles
du Code d'instruction criminelle entre les

qualités de l'expert et celles bien différentes pourtant du témoin.

On devrait également stimuler le zèle des procureurs du roi qui laissent s'établir dans les grands centres de population, et surtout dans les campagnes, une foule de charlatans, au grand détriment de la santé publique. Nous pouvons dire qu'aucun sujet de plainte n'est plus universel, et que pas un de nos correspondants, en nous signalant les causes de la décadence de leur profession, ne manque de faire remarquer que des étrangers sans titres légaux, que des hommes sans instruction et sans pudeur sont tolérés par l'administration et abusent indignement de la crédulité des masses. Ces hommes, quelque infime que soit leur condition, sont des *médecins* aux yeux du public, et l'on conçoit tout ce que cette *confraternité* doit avoir de blessant pour notre profession, qui se trouve ainsi forcée de lutter, dans l'esprit des citoyens, contre d'aussi indignes adversaires.

Nous le répétons, l'existence de ces possesseurs d'arcanes, presque autorisés par l'administration, qui semble convenir de leur savoir mystérieux, est une des causes du discrédit qui pèse sur notre profession. Les lois sont bien suffisantes sans doute pour arriver à la répression de ces abus, mais il faudrait que tous nos magistrats fussent bien convaincus de la nécessité d'en poursuivre l'application, et malheureusement leur coupable condescendance à cet égard prouve qu'ils ne voient le plus souvent dans une infraction aux règlements sur l'art de guérir qu'un tort matériel apporté au médecin légalement reçu, une affaire personnelle entre le savant titré et celui qui ne l'est pas.

Est-il en France un chef-lieu d'arrondissement qui ne possède son charlatan en renom? La réputation de ce personnage mystérieux s'appuie sur une infinité de cures bien avérées qui dénotent à la fois la science profonde de cet Esculape de contrebande et l'impuissance des médecins réguliers pour lesquels il affiche le plus profond mépris. Combien de malades, *abandonnés des médecins*, ont été arrêtés par lui sur le bord de la tombe ; que de témoins de son habileté ont recouvré l'usage de leurs membres compromis par l'inexpérience de la faculté! Ses cures merveilleuses lui ont acquis la reconnaissance publique. Le peuple croit en lui, le consulte et le paye; la classe plus élevée parle de son savoir, affecte d'en douter, mais y recourt au besoin, et les magistrats eux-mêmes sont parfois ses clients les plus dévoués (1).

Cet homme qui possède aussi les sympathies du public est un berger ou un forgeron, il est complétement illettré, et, chose bien extraordinaire! il croit quelquefois lui-même à l'infaillibilité de sa science. A l'aide des intelligences qu'il s'est ménagées dans le camp même des magistrats, ses ennemis naturels, il se rit du procureur du roi qui ne lui demandera point compte de ses cures, et du juge dont il connaît les sentiments à son égard. Il remonte la rate, dissipe les obstructions, ramollit les nerfs tressaillis, ou remet les membres disloqués; souvent il purge avec le jalap ou la coloquinte; il en est qui distribuent le vomi-purgatif Leroy; d'autres qui font habituellement usage de l'émétique, médicament

(1) On se souvient encore de ce procès intenté à un jongleur qui avait *massé* le président d'une cour royale et dont des gens de la meilleure société vinrent gravement attester la science profonde.

qu'ils achètent bon marché et qu'ils vendent fort cher; d'autres, enfin, font de la chirurgie militante et manient le cautère actuel avec une incroyable audace.

Cela se passe au grand jour, au XIXe siècle, dans un pays où il y a des lois pour prévenir de semblables délits et des magistrats pour requérir l'application de ces lois.

De toutes les professions libérales, celle du médecin est la seule qui puisse impunément être envahie par des intrus. Qu'un officier ministériel soit irrégulièrement institué, les tribunaux séviront contre lui avec une grande rigueur. N'avons-nous pas vu naguère un étudiant en droit condamné à six mois de prison pour avoir osé paraître au palais avec la robe d'avocat? Nous ne blâmons point cette juste sévérité, car cette usurpation de titre est une fraude bien coupable qui peut compromettre l'honneur ou la fortune des citoyens; mais pourquoi tant de sévérité pour ceux-ci et tant d'indulgence pour ceux-là? quand il s'agit de la santé, de la vie des citoyens, la société doit-elle donc rester indifférente?

Il se passe à ce sujet des choses incroyables, et nous n'oserions pas les rappeler si chacun ne pouvait vérifier l'exactitude de notre récit. Le ministère public se décide parfois à poursuivre les personnes qui violent trop ouvertement les lois sur l'exercice de notre art. Chacun sait, par exemple, que l'annonce des remèdes secrets est défendue. Or, il est arrivé que des charlatans, des pharmaciens ou des médecins ont été déférés aux tribunaux et condamnés aux peines portées par la loi. Eh bien, le juge a pu, le lendemain même de cette décision, lire dans une feuille publique les considérants de son arrêt, et à la quatrième page du même journal l'annonce de ce même remède qui n'a point cessé d'y figurer.

N'ajoutons rien à ce fait; il nous donne la mesure de la crainte qu'inspire la justice lorsqu'il s'agit de violer les règlements qui protégent la santé publique.

Il résulte de ces observations que l'incurie des magistrats chargés de veiller à l'exécution des lois est extrême, dès qu'il s'agit d'arrêter les débordements du charlatanisme. Nous verrons bientôt le parquet sortir de sa léthargie et réserver ses foudres pour les médecins exerçant avec des titres réguliers leur pénible profession.

Nous allons prouver par des faits que sa sévérité , dans des cas de responsabilité invo·
qués contre nous , est égale à son indulgence
pour les imposteurs qui usurpent nos droits.

CHAPITRE II.

De toutes les charges qui pèsent sur la profession de médecin, aucune peut-être n'est plus lourde, plus accablante que celle qui l'astreint à répondre de ses actes, à garantir en quelque sorte son infaillibilité. Nous ne parlons pas ici des crimes et des délits que la loi punit chez l'homme de l'art avec plus de rigueur que chez tout autre citoyen. Plus le coupable est élevé aux yeux du monde, et plus son châtiment doit être terrible ; la loi l'écrase de sa verge de fer, et le public l'accable de ses mépris. Qui pourrait se plaindre d'une rigueur que la société ne déploie qu'envers ceux de ses membres qui lui sont le plus chers !

Mais il ne s'agit point ici de punir une atteinte aux lois de la morale ou de l'honneur et de faire descendre un coupable du haut rang qu'il avait usurpé dans l'opinion publique. La responsabilité qui nous menace n'est pas de celles dont une conscience pure nous puisse garantir; elle pèse sur nos actes, chaque jour de notre existence, comme un rêve pénible pendant le sommeil; elle peut détruire en un jour le résultat de vingt ans de travail et de probité; et grâce à ce principe que l'on appelle réparateur, il n'est pas un médecin riche et considéré qui ne puisse demain perdre son honneur et sa fortune.

En nous rendant responsables de nos actes dans l'exercice de notre profession, la loi, ou plutôt l'interprétation des lois, nous met à la merci de la mauvaise foi et de la cupidité. Vous m'avez guéri en six mois quand il n'en fallait que trois pour me rendre à la santé; il me faut tant pour m'indemniser de ce que j'ai souffert. Dans un siècle où tout se paye par forme de réparation civile, la vie d'un citoyen est estimée en monnaie courante; ce n'est pas se montrer exigeant que de demander mille écus pour me consoler de la perte d'un enfant que vous n'avez pas traité suivant les règles de l'art; il me faut tant pour mon père qui soutenait sa famille, tant pour mon épouse dont vous avez méconnu la maladie. Tel est le langage du débiteur qui, ayant eu connaissance de quelques procès malheureusement trop célèbres, espère, par la crainte du scandale, amener le médecin à quelque honteuse concession, ou tout au moins à renoncer aux honoraires qui lui sont légitimement dus.

Qu'arrive-t-il, en effet, si celui-ci persiste à réclamer son salaire? Le plus souvent, à la vérit , ces menaces ayant manqué leur effet, le débiteur renonce à son projet d'intimidation et s'exécute, mais parfois aussi les tribunaux sont saisis d'une plainte qui, quel qu'en soit le résultat, aura pour le médecin les plus fâcheuses conséquences.

Dans l'exposition des nombreux griefs que nous nous chargeons de publier, il convient de n'apporter ni exagération ni aigreur. Nous dirons donc que, le plus souvent encore, le médecin sort victorieux de la lutte que lui fait soutenir ici le soin de sa propre conservation et celui de son honneur si cruellement mis en cause; il sort victorieux, c'est-à-dire qu'on l'absout de l'accusation d'ignorance; il ne payera aucune indemnité pour n'avoir pas fait ce qu'il n'était pas donné à l'homme de faire ; mais le juge, en passant, lui réduit son mémoire de moitié, trouvant sans doute qu'on a mauvaise grâce à réclamer le prix de ses soins quand ils ont été infructueux. Et le public, que pense-t-il de cette prétendue victoire, le public qui n'a jamais absous un accusé, et aux yeux duquel on est coupable dès qu'un reproche, quelque absurde qu'il soit, est articulé ? Le public vous condamne, et à ses yeux vous avez *tué* le malade auquel vous donniez des soins. Chose étrange ! on n'accuserait pas un avocat, un commerçant, un citoyen de la plus basse condition du plus léger délit sans en avoir des preuves palpables ; mais un médecin, on ne parle que de sa légèreté, de son ignorance, de ses erreurs qui ont causé la mort du malade, alors qu'on ne le connaît point, qu'on ne sait quels ont été ses actes, et qu'on sait encore moins ce qu'il aurait dû faire pour prévenir une terminaison funeste. Il semble que l'imputation d'une faute qui a causé la mort d'un homme soit un reproche sans conséquence et qu'ils doivent tous les jours se résigner à le subir.

Il y a quelques années, on lisait encore sur une pierre tumulaire d'un des cimetières de

Paris : « **Ci gît** ***, mort à quatorze ans par
« l'impéritie de son médecin. » Quelques personnes, remarquant cette inscription, prirent
des informations et apprirent avec étonnement
que la prétendue victime, qui avait été soi-
gnée par un des premiers médecins de la capitale, avait succombé à la phthisie pulmonaire, et que, de plus, cette terrible affection
s'était développée par le manque de surveillance des parents, qui avaient laissé contracter
à leur enfant des habitudes funestes.

Avec de pareilles croyances dans le monde,
disons avec de pareilles défiances, croit-on
qu'un médecin appelé à se défendre devant les
tribunaux du reproche d'impéritie n'ait pas
perdu la moitié de son crédit, alors qu'il aura
gagné son procès? Un homme qui ne vit que
par la confiance qu'il inspire n'a plus de ressources dès que cette confiance est suspectée.
Aussi, pour éviter un scandale qui ruine et
déshonore toujours l'accusé, combien de médecins se désistent de toute poursuite envers
leurs débiteurs, ou font pis encore pour
étouffer une plainte que l'homme le plus irré-
prochable redoute toujours !

Mais si d'aussi déplorables résultats sont la

suite d'un procès gagné, qu'arrivera-t-il donc quand un tribunal, toujours parfaitement incompétent dans l'espèce, déclarera l'homme de l'art coupable d'ignorance et le condamnera à des réparations envers la partie civile? Alors il n'aura plus qu'à abandonner à son adversaire ses économies, s'il en a fait, et à aller mourir de misère et de faim dans une autre contrée; car s'il est démontré judiciairement qu'il s'est trompé une seule fois, la confiance du public lui sera retirée pour toujours, la renommée le rendra incapable d'exercer sa profession, et le souvenir de sa condamnation le suivra partout.

Et cependant, quel jugement que celui qu'un tribunal va porter contre un médecin! Des juges qui n'ont pas la moindre notion des sciences médicales vont prononcer sur des questions qui resteraient indécises pour les médecins les plus expérimentés; ils déclareront hardiment qu'Hippocrate a raison contre Galien, qu'il faut saigner et non purger, affirmeront que la mort a eu lieu par suite d'une maladie méconnue ou mal traitée, et cette maladie, c'est la première fois qu'ils en entendront parler; les auteurs dont ils invoquent l'autorité leur sont tellement inconnus que, dans leurs considérants, ils en estropient les noms; ils s'appuient sur des opinions absurdes qui fourmillent dans le monde à l'endroit de la médecine ; enfin, ils condamnent en toute conscience, avec autant d'équité que le ferait un tribunal de médecins chargé de l'interprétation des lois.

Quelle bizarrerie de l'esprit humain! Nul ne s'avise d'être avocat s'il n'a étudié la jurisprudence; on consulte un maçon ou un architecte quand on veut élever une maison ; mais quand il s'agit de l'art de guérir, de celui qui ne s'acquiert que par de profondes études autant que par une longue expérience, il semble que chacun ait la science infuse, et que le *bon sens*, comme on le dit modestement, suffise pour enseigner des principes qu'on n'a jamais étudiés. Ce préjugé n'est pas seulement l'apanage des matrones, qui de tout temps se sont arrogé le droit de faire des tisanes et de prononcer sur le degré d'habileté du médecin de la famille, il a pénétré dans toutes les classes de la société, et les juges n'en sont pas plus exempts que les autres hommes. Dans un cas de responsabilité médicale, ils consultent quelquefois les hommes de l'art, et le plus souvent ne font aucun cas de leur avis. Le *bon sens*, chez eux, supplée à la science. Aussi leurs décisions sont-elles, aux yeux des médecins, empreintes du cachet de l'ignorance la plus absolue.

Le 10 juin 1839, la femme D.... fit une chute de cheval dans laquelle son avant-bras gauche fut fracturé. Le sieur X...., officier de santé, fut immédiatement appelé pour lui donner des soins; il réduisit la fracture et pansa le membre blessé. Deux jours après, il s'aperçut que la gangrène s'était manifestée, et il retrancha le poignet de la malade. Le mal ayant empiré, l'officier de santé fit, le 25 juillet suivant, le retranchement de l'avant-bras. Cette double opération fut faite à l'aide d'un instrument tranchant et d'une scie, hors de la présence d'un docteur en médecine et sans aucune assistance étrangère.

A la suite de ces opérations, des symptômes assez fâcheux se sont révélés, et la femme D.... est depuis cette époque dans un état permanent de souffrance.

Le sieur X...., qui avait continué ses visites à sa cliente jusqu'au mois de novembre

1839, a présenté aux époux D.... un mémoire de ses honoraires, dans lequel figure une somme de 100 francs réclamée pour *amputation* de l'avant-bras.

Une instance s'est engagée au sujet de ce mémoire devant le tribunal de Bellac. Les époux D.... ont conclu au rejet de la demande en paiement d'honoraires formée par X...., et ils ont dirigé contre lui une demande reconventionnelle en dommages-intérêts.

Le tribunal a commis trois médecins très-distingués (1) pour procéder à la visite de la malade, et donner leur avis sur les diverses questions du procès.

Les experts ont rédigé, le 20 août 1840, un rapport très-circonstancié dont nous reproduirons les principaux passages. La première partie est employée à la constatation de l'état de la malade. Il en résulte, en somme, que le tronçon du bras, difforme, irrégulier

____

(1) Nous regrettons vivement que le journal judiciaire auquel nous empruntons ce fait intéressant n'ait pas publié les noms de ces experts, qui, à en juger par les fragments de leurs rapports que nous avons sous les yeux, sont en effet des hommes aussi sages qu'éclairés.

dans sa partie inférieure, n'est pas encore entièrement cicatrisé; qu'il présente un fragment d'os nécrosé, et que les chairs qui l'entourent fournissent une suppuration assez abondante. Les experts ajoutent que ce qui reste du membre est amaigri jusqu'auprès du deltoïde, et que ses mouvements, ainsi que ceux de l'épaule du même côté, sont roides, gênés et douloureux. A part l'état du bras, la santé de la femme D...., dont la constitution est forte, leur a semblé assez bonne, et cette femme ne leur paraît courir aucun risque de la vie.

Parcourant les phases diverses qu'avait subies la maladie, ils rappellent que, lorsque la gangrène se fut manifestée, le chirurgien retrancha successivement les chairs et les os sphacélés; qu'un instrument tranchant et une scie furent exclusivement employés pour ces retranchements successifs. Telle avait été, en effet, l'explication fournie par X.... Terminant enfin ce qu'ils avaient à dire de l'état de la malade, ils déclarent que la suppuration ne cessera et que la cicatrice ne deviendra complète qu'après la séparation des portions d'os nécrosés.

« Cette élimination, disent-ils, sera con-
« fiée aux seules forces de la nature, ou
« bien elle sera opérée par l'art. Dans le pre-
« mier cas, elle exigera un temps fort long et
« qu'il nous est impossible de fixer à l'avance.
« Dans le second, il faudra avoir recours à
« une nouvelle amputation dans la longueur
« du bras ou à la résection des surfaces arti-
« culaires inférieures de l'humérus, opérations
« dont la gravité et l'importance ne peuvent
« être contestées. La perte du membre doit
« être attribuée à la gangrène; la cause de
« cette grave altération nous est absolument
« inconnue. Dans l'état où les choses nous ont
« été soumises, il nous était impossible d'ac-
« quérir sur ce point aucune connaissance
« précise. Nous ne pouvons décider si, comme
« le prétend le sieur X...., elle a été la suite
« nécessaire de la blessure aggravée par une
« chute sur le bras fracturé, éprouvée par la
« malade peu de jours après l'accident qui
« avait produit la fracture, ou si, comme le
« disent la femme D.... et ses parents, elle est
« la suite de la stase du sang et des liquides
« déterminée par la trop forte constriction
« du membre malade, exercée par l'appareil

« appliqué par le chirurgien. Nous ajoute-
« rons que, dans le doute, l'assertion du
« sieur X...., homme de l'art, nous semble
« devoir être prise en plus sérieuse considé-
« ration que celle de la malade et de ses pa-
« rents, gens ignorants et étrangers à toute
« espèce de connaissances médicales. Il y au-
« rait, en effet, injustice et témérité évidente
« à l'accuser, sans preuves positives et irré-
« vocables, d'être l'auteur des accidents sur-
« venus chez la femme D.... et qui ont amené
« la perte de son avant-bras. »

Les experts examinent ensuite une autre
question qui leur avait été posée par le tribunal, celle de savoir si les opérations faites
par X.... et relatées dans son mémoire sont
au nombre des grandes opérations chirurgicales que les officiers de santé ne peuvent
pratiquer hors de la surveillance d'un docteur
en médecine. Voici comment ils y répon-
dent :

« Certes, le retranchement d'un membre
« est une opération grave et que la loi défend
« aux officiers de santé de pratiquer sans l'avis
« et hors la surveillance d'un docteur-mé-
« decin. Mais cette opération n'a pas été pra-

« tiquée par X.... chez la femme D...., au
« moins dans les conditions voulues, pour
« qu'elle soit un acte chirurgical grave et im-
« portant ; il n'a fait que séparer, à l'aide de
« l'instrument tranchant et de la scie, des
« chairs sphacélées, des os nécrosés ; les man-
« œuvres, nécessaires pour cela, simples, fa-
« ciles, sans danger, incapables de donner
« lieu à aucune douleur vive, de déterminer
« aucune hémorragie, de compromettre au-
« cune partie qu'il eût fallu ménager, appar-
« tiennent plutôt à l'ordre des pansements
« qu'à celui des opérations chirurgicales pro-
« prement dites. Les preuves que les choses
« doivent être ainsi considérées se trouvent
« dans la difformité et l'irrégularité du moi-
« gnon, dans l'état complet de nécrose de
« l'extrémité supérieure du cubitus séparé du
« reste de l'os par la scie, dans le défaut ab-
« solu d'assistance et de moyens, soit pour
« suspendre le cours du sang dans le membre
« à amputer, soit pour arrêter son écoule-
« ment dans les vaisseaux divisés, toutes opé-
« rations qui eussent été indispensables si le
« sieur X.... eût agi sur des parties dans les-

« quelles la circulation et la vie eussent existé,
« et qu'il n'aurait pu exécuter sans aide et
« sans instruments spéciaux. Or, il est établi
« par son aveu, par celui de la malade et de
« sa famille, qu'il ne s'est jamais trouvé auprès
« d'elle avec un autre médecin, et qu'il ne
« s'est jamais servi que d'un instrument tran-
« chant et de la scie. »

Les experts ont traité ensuite la question de responsabilité médicale, et nous devons dire qu'ils ont apporté dans son examen la même logique ou plutôt le même bon sens, car il ne faut que du bon sens pour combattre des prétentions absurdes. Nous regrettons que le défaut d'espace ne nous permette pas de re-produire leurs arguments ; disons seulement que ce rapport remarquable a convaincu le tribunal de première instance de Bellac qui, adoptant ces conclusions, a déclaré les époux D.... mal fondés dans leur demande reconven-tionnelle en dommages-intérêts, et les a con-damnés à payer à X... le montant de son mé-moire réduit par les experts.

Mais sur l'appel des époux D..., la Cour royale de Limoges a réformé le jugement et a condamné X... à payer à titre de dommages-intérêts aux époux D... la somme de 2 000 fr.

Ainsi, comme dans la plupart des affaires de responsabilité médicale, les juges n'ont consulté les experts que pour la forme, ils ont décidé, contre l'avis des hommes de l'art, une question qui ne pouvait recevoir de solution que de la part de ces derniers ; ils ont frappé dans les ténèbres avec le glaive de la loi, comme il en arrivera infailliblement toutes les fois qu'ils demanderont au médecin raison de ses actes, alors qu'il ne devrait être justiciable que de sa conscience.

C'est le plus souvent dans des cas de fracture que la responsabilité médicale est invoquée par des malades qui n'ont pas recouvré le libre usage de leurs membres. La gangrène se déclare-t-elle dans le voisinage des os fracturés, le membre a-t-il subi un notable raccourcissement, ou le cal n'a-t-il pas acquis une dureté suffisante, le blessé ne manque pas d'imputer à l'ignorance de son chirurgien un résultat si différent de celui que l'on obtient ordinairement dans des cas en apparence semblables. Il suppose que le bandage dont on

s'est servi n'a pas été construit suivant les règles de l'art, qu'il a été appliqué par une main
inhabile, ou qu'on n'a pas apporté dans son
emploi le soin et la surveillance désirables.
Que dans ces mauvaises dispositions du blessé
ou de sa famille, le médecin croie devoir réclamer le prix de ses soins, on lui répondra
par une citation en justice et la demande de
25,000 francs de dommages-intérêts. Et re-
marquez que, dans ce conflit, les parties ne
combattent point à armes égales. Le blessé
apporte sa jambe ou son bras mutilé. Le fait
est patent, un malheur irréparable l'a frappé.
La sympathie du juge lui est acquise; celle du
public ne lui fait pas défaut : c'est au médecin
à prouver au tribunal, ému par un douloureux
spectacle, que tous les efforts de l'art ne pouvaient prévenir une telle calamité. Or, quels
arguments prévaudront contre l'éloquence
muette de la douleur et des infirmités, alors
surtout qu'on s'adresse à des juges qui parta-
gent les erreurs, les préjugés et l'ignorance
des assistants à l'égard de la profession médicale?

'Si quand on a recours à l'intervention de

la justice pour la décision d'un point de droit, l'issue d'un procès est toujours incertaine; que n'avons-nous pas à redouter quand les juges vont prononcer sur notre sort et qu'ils auront à trancher, non pas un point de droit, mais une question relative à des sciences dont ils n'ont pas les premières notions? Aussi combien de décisions qui, comme celle que nous venons de rapporter, ont dû paraître aux gens de l'art de déplorables erreurs judiciaires, erreurs d'autant plus déplorables en effet que quelle que soit l'habileté des magistrats, elles se reproduiront nécessairement toutes les fois qu'ils voudront rendre le médecin responsable de ses actes, et justiciable de leurs tribunaux (1).

(1) Dans un procès de cette nature, nous fûmes consulté par un de nos confrères, chirurgien d'un hôpital, et dont les talents et l'expérience ne pouvaient être mis en doute. Accusé d'ignorance et d'impéritie, il était traîné devant les tribunaux par un homme auquel il avait prodigué les soins les plus empressés et les plus intelligents, et qui, bien loin de solder les honoraires réclamés, prétendait avoir droit à 20 000 francs de dommages-intérêts. La note suivante, que nous rédigeâmes de concert avec quelques chirurgiens des hôpitaux de Paris, aura sans doute contribué à l'issue fa-

Après avoir exposé ces faits, en rappellerons-nous plusieurs autres qui démontreraient

vorable d'un procès qui menaçait l'avenir de cet estimable confrère.

Opinion de MM. Amussat, *membre de l'Académie royale de Médecine (section de chirurgie)*; Barros, *chirurgien en chef de l'hôpital des Enfants malades*; Cullerier, *chirurgien en chef de l'hôpital du Midi*; Lisfranc, *chirurgien en chef de la Pitié*; Lucas-Championnière, *rédacteur du Journal de Médecine et de Chirurgie pratiques*; Roux, *professeur de clinique chirurgicale à la Faculté de Médecine de Paris, chirurgien de l'Hôtel-Dieu.*

Les chirurgiens soussignés,

Ayant pris connaissance, 1° d'un Mémoire intitulé : *Quelques mots sur une fracture de l'humérus, suivie de gangrène et de la perte du poignet*, et signé B..., médecin de l'hôpital de M..... ; 2° d'une opinion motivée sur ce sujet, par M. B...–F..., docteur en médecine; d'une pièce semblable, signée G..., également docteur en médecine, ces deux médecins ayant, de concert avec M. B... donné des soins au malade;

Desquelles pièces il résulte que, le 29 octobre 1834, le sieur F..., luttant dans un cabaret, et s'étant fracturé l'humérus par une violente contraction musculaire, réclama immédiatement les soins de M. le docteur B...; que ce médecin s'étant aussitôt transporté près de lui, l'absence de tous principes dans l'application de la responsabilité médicale? Parlerons-nous

reconnut une fracture de l'humérus à son tiers supérieur, avec déplacement des fragments, sans lésion extérieure; qu'après avoir réduit cette fracture, le docteur B... appliqua un bandage avec toutes les précautions nécessaires, et en se conformant exactement aux règles de l'art; que, néanmoins, étant retourné vingt-quatre heures plus tard près de son malade, il fut frappé de l'imminence de gangrène qu'offrait le membre fracturé; qu'il s'empressa d'enlever le bandage, et qu'il employa aussitôt tous les moyens rationnels pour s'opposer aux graves accidents dont le sujet était menacé; que, malgré ses soins empressés et les conseils des docteurs B...- F... et G..., aux lumières desquels il eut recours dès le jour suivant, il eut la douleur de voir plusieurs points gangréneux se manifester sur l'avant-bras et sur la main; que les secours les plus éclairés et le traitement le plus conforme à la saine chirurgie, n'empêchèrent point le développement de désordres tels qu'il ne resta bientôt plus de ressources que dans l'amputation de l'avant-bras, qui fut proposée par le chirurgien et refusée, à plusieurs reprises, tant par le blessé que par sa famille :

Les chirurgiens soussignés, consultés par ledit sieur B..., à l'effet de se prononcer sur la conduite qu'il a tenue dans cette circonstance, conduite aujourd'hui incriminée par le sieur F..., comme contraire aux règles de l'art, et dénotant de la part du chirurgien, ignorance, impéritie, négligence et oubli de ses devoirs;

de M. Thouret-Noroy, condamné pour avoir
piqué l'artère d'un homme en pratiquant une

Considérant que des faits de ce genre sont fort communs dans la pratique de la chirurgie ; qu'il n'est pas de
praticien qui n'ait vu, à la suite de fracture des membres
par un effort musculaire ou par toute autre cause, la
gangrène survenir, soit immédiatement, soit au bout
de huit, quinze, vingt et vingt-cinq jours, bien que
le bandage ne fût point trop fortement serré, *ou sans
même qu'aucun bandage eût été appliqué ;* que ces accidents doivent être attribués soit à une disposition
particulière des sujets, soit aux déchirures et compressions des tissus profondément situés , occasionnées par la pointe des fragments osseux lors de la fracture ;

Que, dans l'espèce, la facilité avec laquelle la fracture
a été produite, la rapidité que les accidentsont mise à se
développer, l'opiniâtreté avec laquelle ils ont résisté aux
soins les mieux entendus ; enfin, le tempérament lymphatique du blessé et les maladies qui paraissent héréditaires dans sa famille, rendent infiniment probable qu'il
existait chez le sieur F... une maladie antérieure, ou une
prédisposition fâcheuse·à laquelle il faut attribuer les
désordres observés ;

Que, d'ailleurs, lorsqu'une fracture paraît sans complication (et, dans le cas cité, aucun symptôme n'en
faisait prévoir), les chirurgiens sont dans l'usage d'appliquer immédiatement un bandage ;

Que ce bandage, conseillé par les auteurs, est exactement celui que M. le docteur B... a appliqué ;

saignée, alors que l'anévrisme n'avait pas même été constaté, et malgré les plus vives réclamations de l'Académie, qui, dans cette circonstance, chercha à rétablir les véritables principes de responsabilité médicale? de

Que la levée n'en est généralement pas faite avant vingt-quatre heures;

Adoptant pleinement les conclusions de MM. B...-F... et G...,

Sont unanimement d'avis :

Que les soins donnés au sieur F. par le docteur B. ont été aussi éclairés que rationnels;

Que le bandage appliqué par ce médecin a été placé convenablement et en temps opportun;

Que, l'enlevant au bout de vingt-quatre heures, alors qu'il devenait nuisible, réchauffant le membre, appliquant des sangsues, etc., et réclamant les conseils de deux confrères, ce médecin a fait preuve non-seulement de connaissances dans son art, mais encore d'un esprit réfléchi et prudent;

Qu'enfin sa conduite a été exempte de tous reproches et exactement conforme aux préceptes de l'art, et que si des accidents graves sont venus compliquer la fracture, ils doivent être attribués à des dispositions individuelles, dont il était aussi impossible de prévoir que de prévenir les effets.

Délibéré la présente consultation le 5 mai 1837.

Signé Roux, Lisfranc, Baffos, Cullerier, Amussat, Lucas-Championnière.

M. Hélie, condamné par le tribunal de Dom-
front à payer une pension viagère à un malheureux enfant qu'il n'avait pu extraire du
sein de la mère qu'en lui coupant les bras,
ainsi que le conseillait l'un de nos plus célèbres professeurs d'accouchement? Ces tristes
procès, dont nous pourrions malheureusement réunir un assez grand nombre, ne feraient que prouver, pour la plupart, l'ignorance du juge, la perplexité du médecin et la
cupidité de son accusateur.

Comment des juges qui s'entourent de tant
de lumières pour prononcer sur la mitoyen-
neté d'un mur, qui réclament l'intervention
d'un architecte pour apprécier la solidité d'une
maison, qui se soumettent à l'avis des experts
dans tout ce qui concerne les moindres contestations de propriété, osent-ils déclarer un
médecin convaincu d'ignorance, sans recourir
à l'avis des hommes compétents, et, ce qui
est plus incroyable encore, contre leur avis
bien formulé ! Ignorent-ils donc qu'un praticien
qui, après de sérieuses études, a exercé son art
pendant vingt ans, est tous les jours encore
assailli par les plus cruelles incertitudes; que
les doutes les plus pénibles s'élèvent sans cesse

dans son esprit, et que sa conscience n'est en repos que parce qu'il sait avoir fait usage de toute son intelligence pour sauver son malade? La science que nous cultivons marche avec le temps; mais c'est le temps aussi, plus encore que l'étude, qui enseigne au médecin l'application de ces principes établis après des siècles d'observations et de recherches. Que d'erreurs il a fallu combattre pour amener la médecine à l'état tout imparfait où elle est arrivée! et qui peut affirmer encore que ce qui nous semble aujourd'hui des vérités acquises à la science ne sera pas un jour signalé comme une illusion funeste qui s'oppose à son progrès?

C'est en vain que nous voudrions ramener à des règles absolues l'humeur changeante de la nature. On étudie l'homme pendant sa vie, on interroge ses organes après la mort, on va chercher dans les entrailles des animaux vivants les secrets d'une organisation que la nature s'obstine à nous cacher. Ces observations, ces recherches peuvent bien constituer une science qui atteste toute la puissance du génie humain, mais on ne découvre point le principe de la vie; on voit les organes fonctionner sans en saisir le moteur, et, en présence de cette force

inconnue, l'esprit cherche en vain des modi-
ficateurs qui puissent la maîtriser ou l'ac-
tiver. Il y a entre la perfection des sciences
médicales et celle des autres sciences toute
la distance qui sépare la nature morte de la
nature vivante, tout l'abîme qui se trouve
entre l'ouvrage de l'homme et l'œuvre de
Dieu.

Vouloir exiger que le médecin s'avance d'un
pas ferme et assuré au milieu de ces innom-
brables contradictions qui se croisent, qui se
combattent, qui s'appuient ou se détruisent,
c'est demander à l'homme ce que la nature lui
a refusé, c'est le supposer doué de cet art de
divination que l'antiquité accordait en effet
aux prêtres d'Esculape, mais qu'on chercherait
en vain de nos jours, même parmi les maîtres
de l'art. Non-seulement les règles qui nous
sont transmises restent incertaines et impuis-
santes, mais encore elles sont si nombreuses, si
variées, si confuses, qu'il est impossible que le
médecin le plus habile ne se trompe quelquefois dans leur application. Il n'est pas de chirurgien (et nous citons les chirurgiens de pré-
férence, parce que dans le monde on croit
généralement que leurs connaissances sont

plus positives que celles des médecins), il
n'est pas de chirurgien, disons-nous, qui ne
se trompe à chaque instant sur la nature des
tumeurs, par exemple; qui ne mette un em-
plâtre fondant sur un kyste; qui n'enlève un
kyste croyant attaquer une tumeur cancéreuse;
qui ne rencontre un abcès là où il croit voir
un anévrisme, etc., etc. Ce sont de véritables
erreurs que l'on commet plus ou moins souvent,
suivant le degré d'expérience et d'aptitude que
l'on possède, mais que l'on commet inévitablement quelquefois dans sa pratique. Qu'on
ouvre un anévrisme croyant avoir affaire à un
abcès, cette erreur peut être très-préjudicia-
ble au malade; mais en bonne conscience peut-
on rendre le chirurgien responsable d'un fait
qui n'est que le résultat et de l'incertitude de
la science et de l'imperfection de nos sens?
C'est assurément de l'impéritie, mais c'est une
impéritie dont se sont rendus coupables nos
plus habiles chirurgiens, et qui est excusable
à Paris comme dans le plus petit village.
N'a-t-on pas vu des fractures prises pour des
luxations, et réciproquement des luxations
prises pour des fractures, ce qui généralement entraîne la perte de l'usage d'un

membre? combien de fois n'a-t-on pas taillé des malades qui n'avaient pas la pierre? combien de membres n'a-t-on pas voulu amputer, dont les malades se sont très-bien servis par la suite? Que de hernies opérées inutilement! que de malades en ont appelé du jugement de leurs chirurgiens, qui déclaraient de graves opérations indispensables au rétablissement de leur santé! Tout cela, c'est de l'erreur, c'est de l'impéritie, ce sont des fautes dont nous pourrions, avec l'interprétation actuelle des lois, être responsables, bien qu'elles tiennent à l'imperfection de l'art, bien que les hommes les plus éminents les commettent tous les jours. Nous n'en sommes pas moins sous le glaive de la loi, comme Damoclès sous l'épée de son tyran. Nous pouvons trouver à chaque instant des hommes pour nous appeler devant les tribunaux, et des juges pour nous y condamner.

Nous vivons donc dans des craintes continuelles. En Turquie, le médecin qui n'a pas convenablement appliqué les règles de son art est empalé; en Chine, il périt sous le bambou; en France, on se borne à le ruiner; mais dans aucun pays on ne songe que son art

est incertain, que l'application en est difficile, et qu'il n'est réellement coupable que
quand ses intentions peuvent être suspec-
tées.

Nous croyons avoir démontré que les juges
sont essentiellement impropres à prononcer
sur l'impéritie des médecins; mais il serait
facile de prouver également que, dans le plus
grand nombre des cas, les médecins eux-
mêmes, que l'on nomme pour experts dans ces
sortes de contestations, ne peuvent donner à
la question en litige une solution satisfaisante.
Cette difficulté tient encore à l'imperfection
de la science. Quelques exemples vont le
prouver.

On croyait encore il n'y a pas longtemps
que les blessures des tendons étaient beaucoup
plus dangereuses qu'elles ne le sont en effet.
Aussi attribuait-on à la piqûre du tendon du
biceps la plupart des accidents qui suivent parfois la saignée. Or, c'est par impéritie que la
lancette pénètre jusqu'à ce tendon. Supposez
un cas de responsabilité médicale invoquée
après une saignée malheureuse; des médecins
eux-mêmes n'auraient-ils pas attribué à de la
maladresse de la part de l'opérateur, ce qui

n'était qu'un de ces accidents contre lesquels
la prudence humaine ne peut garantir? Les
progrès de la science ont en effet appris que,
dans certains cas, la veine, régulièrement ouverte, s'enflamme et donne lieu à des accidents
d'une extrême gravité.

Vesale, le plus grand anatomiste des temps
modernes, étant à la cour d'Espagne, fut
obligé de fuir, et resta longtemps persécuté
pour un fait qui serait resté comme une tache
à sa mémoire, si les progrès de la science n'é-
taient venus le disculper. Dans une démons-
tration anatomique, il incisa les téguments de
la poitrine, coupa les côtes et mit à nu les
viscères. Au moment où il incisait le péricarde,
des mouvements furent, dit-on, aperçus dans
le cœur ainsi découvert, et il n'en fallut pas
davantage pour que ses ennemis l'accusassent
d'avoir soumis à l'action du scalpel un homme
encore vivant. Mais les expériences sur la sensibilité, qui ont été suivies et répétées depuis
cette époque, ont démontré, qu'en supposant
même que cet homme fût plongé dans une
profonde léthargie, cette énorme incision des
téguments, qu'il a fallu faire pour mettre le
cœur à nu, aurait réveillé chez lui la con-

tractilité de la fibre, car la peau est de tous nos tissus celui dont la sensibilité est la plus vive, et des signes de vie se seraient manifestés bien avant qu'on eût détaché les parois de la poitrine; on s'est assuré d'ailleurs que l'air pénétrant tout à coup dans le péricarde pouvait imprimer à l'organe central de la circulation de légères oscillations qui, grossies par l'ignorance et par la renommée, sont bientôt devenues de véritables palpitations.

Nous chercherons encore, dans un procès célèbre dont nous avons déjà parlé, une nouvelle preuve de l'incertitude des principes qui nous régissent. Le docteur Hélie fut accusé et condamné pour avoir, suivant le précepte de Mauriceau, amputé les deux bras d'un enfant, afin de pouvoir en opérer la version. Cette affaire émut vivement le corps médical; l'Académie blâma avec raison le procédé, tout en excusant le médecin, puisqu'il agissait d'après le précepte d'un accoucheur célèbre, et, à cette occasion, un chirurgien fort expérimenté soutint que la version était toujours possible sans recourir à de pareilles mutilations. Les faits vinrent bientôt démontrer le contraire; ce même accoucheur fut appelé quelques jours après par des confrères pour un cas précisément semblable à celui qui venait d'être si fatal au docteur Hélie. L'enfant présentait l'épaule, le bras était engagé dans le vagin, et lorsqu'on portait la main dans le col de l'utérus, on trouvait que le corps de cet organe était convulsivement moulé sur l'enfant. Les doigts ne pouvaient pénétrer plus avant, et la version était matériellement impraticable. Aussi ne put-elle être achevée que lorsque l'utérus lui-même fut sphacélé.

En rappelant ce fait que nous avons publié ailleurs, ce n'est pas que nous voulions prétendre qu'en coupant le bras de l'enfant on aurait été plus heureux ; .mais il prouve l'incertitude des principes qui nous dirigent, puisqu'un accoucheur aussi expérimenté a dû être amené en quelques jours à reconnaître l'impossibilité de faire une opération qu'il croyait toujours praticable.

Citons un second exemple pris dans les faits mêmes qui se sont passés sous nos yeux.

Dupuytren enlevait une tumeur située dans le voisinage du col, chez une jeune fille. Cette tumeur était presque complétement détachée, et la malade avait supporté l'opération avec un très-grand courage, lorsque tout à coup elle pousse un cri, pâlit et meurt.

Le chirurgien d'un grand hôpital est à l'abri de tout soupçou d'impéritie ; la responsabilité ne saurait l'atteindre, et ses erreurs sont rejetées volontiers sur l'imperfection de son art. Nul ne pouvait accuser Dupuytren, à l'Hôtel-Dieu ; mais une semblable catastrophe survenant dans un village, et par le fait d'un chirurgien plus obscur, aurait suscité sans doute de violentes récriminations. Les tribunaux, saisis d'une plainte à cette occasion, auraient pu sévir avec leur rigueur accoutumée, car les hommes de l'art eux-mêmes auraient été tentés d'attribuer la mort soit à l'excès de la douleur, soit à l'abondance de l'hémorragie ; l'une et l'autre de ces suppositions eussent été erronées. Ce fait même fut le point de départ de recherches sur cet objet, et l'on doit aux travaux de quelques chirurgiens, et en particulier de M. Amussat, de savoir aujourd'hui que lorsqu'on pratique une opération dans le voisinage du col, l'air peut pénétrer dans une veine ouverte et produire une mort instantanée, sans qu'on doive en accuser l'impéritie du chirurgien.

Mais pourquoi chercher des faits exception-
nels quand l'observation journalière peut con-
vaincre de l'impossibilité de faire aux médecins, avec quelque justice, l'application des
lois sur la responsabilité. Qu'entend-on par
ces mots : ignorance, impéritie? Ils peuvent
s'appliquer à celui qui étudie les sciences
exactes, à l'architecte qui construit un édifice,
à l'artiste qui fait un tableau; mais ils n'ont
plus de sens quand ils s'adressent au médecin
dont l'art est incertain et trop souvent, hélas!
impuissant, et qui, d'ailleurs, après une vie
tout entière consacrée à l'étude, ne le possède jamais que d'une manière imparfaite. On
peut apprendre à connaître des sentiers bat-
tus, mais un voyageur qui ne pose le pied que
sur un sable mouvant, qui voit à chaque pas
se déplacer les jalons à l'aide desquels il espé-
rait retrouver sa route, sera-t-il donc coupable s'il s'égare quelquefois ou n'arrive au but
que par des chemins détournés? Le voyageur,
c'est le médecin qui a cru voir sur la carte le
chemin que lui ont tracé ses devanciers, mais
les maladies qu'il rencontre se déguisent sous
des formes si multipliées, la nature qu'il observe et qu'il veut imiter est si capricieuse et

si mobile qu'il ne la suit qu'au hasard et d'un pas incertain. S'il précipite ses pas, il va s'égarer; s'il temporise, le danger est plus grand encore; pendant qu'il flotte incertain, la vérité lui échappe et le but proposé n'est point atteint. Que de chemins l'on parcourt ainsi inutilement, et que les routes tracées par l'école nous égarent souvent!

Nous ne saurions le dire trop haut, il n'est pas de médecin qui ne puisse être accusé d'impéritie et d'ignorance. S'il n'ignorait pas les secrets de la nature, si l'art était certain, l'homme deviendrait immortel, mais le médecin serait une divinité. Malheureusement il n'en est point ainsi. Ce n'est point un demi-dieu : c'est d'abord un jeune homme qui a fait des études sérieuses, qui a été initié à une science difficile par des maîtres expérimentés; qui, après de rudes épreuves, est trouvé digne de suivre sa propre impulsion, mais qui, même en vieillissant, ne possède jamais que des connaissances incomplètes, parce que la science qu'il étudie est incomplète elle-même. Cependant, chaque année, son ignorance se dissipera par l'expérience et la méditation; dans son âge mûr, il n'aura plus les illusions de sa jeunesse ; son jugement sera plus sûr, sa pratique plus heureuse, son coup d'œil plus assuré ; une longue expérience le tiendra en garde contre les caprices de la nature, mais il se trompera encore ; il se trompera même dans sa vieillesse, et méconnaîtra peut-être la lésion organique qui prépare sa propre destruction.

Combien n'a-t-on pas vu de médecins expérimentés commettre, sur eux-mêmes, les plus singulières erreurs de diagnostic ? Dupuytren succombait à un épanchement pleurétique, et toute l'attention de ce praticien par excellence était fixée sur l'état de son cerveau ; et cependant, sur son lit de mort, il se plaisait encore à interroger des malades, et portait sur leur état des jugements d'une admirable précision. Notre excellent et si regrettable ami, le docteur Cullerier, se croyait atteint d'une affection du cœur, et succombait à une énorme hypertrophie du foie. Un praticien renommé pour la sûreté de son diagnostic, le docteur Double, dont la science déplore la perte récente, succombait naguère, en méconnaissant la pneumonie qui le faisait périr. Un autre, consumé par la phthisie pulmonaire, croyait seulement à l'existence d'un catarrhe sec ; un dernier attribuait à des symptômes nerveux les progrès toujours croissants d'un épanchement cérébral. Ces médecins étaient entourés d'amis dévoués, de praticiens habiles, et la maladie qui les a conduits au tombeau est quelquefois restée méconnue par tous.

Si des médecins habiles se trompent dans les jugements qu'ils portent sur leur propre état, ou sur l'état de ceux qui leur sont chers, peut-on leur faire un crime de l'imperfection de leurs connaissances? C'est l'imperfection de l'esprit humain qu'il faut accuser; il faut accuser la nature de nous avoir dérobé ses secrets. Nous punir quand nous succombons dans la lutte que nous soutenons contre les infirmités humaines, c'est insulter à notre misère, et nous rendre responsables de malheurs dont nous sommes les premières victimes.

Mais jusqu'à présent nous n'avons parlé que d'erreurs de diagnostic; nous avons présenté les médecins aux prises avec ces maladies cachées, qui ne se trahissent que par des symptômes trompeurs ou à peine appréciables. On a vu combien il est facile de méconnaître une lésion qui va bientôt consommer la ruine de la constitution. Si les tribunaux nous punissent pour n'avoir pas su reconnaître une maladie, que sera-ce donc quand ils vont nous reprocher de ne la pouvoir guérir? C'est ici qu'à chaque pas notre impéritie va se faire jour, et que la responsabilité pourra à bon droit être invoquée.

Si l'expérience nous éclaire et nous apprend à reconnaître les maladies, il faut convenir qu'elle nous apprend surtout à leur opposer des remèdes efficaces. Toutes choses égales d'ailleurs, le médecin commettra donc moins d'erreurs, et obtiendra de plus nombreux succès dans son âge mûr que dans sa jeunesse; sa pratique sera d'autant plus heureuse qu'à une longue expérience il joindra un esprit élevé, un jugement sain, et toutes ces qualités dont la réunion seule peut faire le bon praticien. Or, ces qualités ne sont pas l'apanage de tous les esprits. Nous recourons volontiers aux lumières de certains confrères, nous avons moins de confiance dans la judiciaire de quelques autres; en un mot, il est à nos yeux d'excellents praticiens, il en est d'autres qui resteront toujours médiocres. Vouloir que tous appliquent avec un égal succès les règles de l'art de guérir, c'est vouloir que tous les artistes fassent des chefs-d'œuvre ; que tous nos poëtes soient des Racines et des Molières. Il faudra donc, pour se rendre bien compte de la valeur de ces mots *impéritie, ignorance,* que le juge apprécie d'abord le degré de perfection de la science, et ensuite le degré d'entendement du médecin. S'il est établi qu'un médecin expérimenté a perdu un malade sur dix, celui qui en perd en plus forte proportion doit rendre compte de ses insuccès : c'est de l'impéritie.

Mais poursuivons : vous prononcez sur la manière dont un bandage a été appliqué ; pourquoi ne vous mêlez-vous pas aussi de la médication que l'on a faite dans une pneumonie ou dans une fièvre typhoïde? Le juge pèsera donc le nombre des saignées qui ont été pratiquées, il appréciera les effets du sulfate de quinine ou du tartre stibié? pourquoi non ! On a vu plus haut ce même juge prononcer sur la cause de la gangrène, sur la possibilité d'introduire la main dans l'utérus, sur l'opportunité d'une opération chirurgicale. Un médecin n'est pas plus excusable à nos yeux, dans certains cas, de méconnaître une pneumonie, que de piquer une artère en pratiquant la saignée.

Pourquoi donc la chirurgie est-elle seule soumise à l'appréciation des tribunaux? Pourquoi les juges craignent-ils de faire irruption dans le domaine de la médecine?

Résumons-nous : celui qui exerce légalement l'art de guérir est sous le coup d'une accusation continuelle. La responsabilité peut être invoquée contre lui presque tous les jours, presqu'à chaque instant. On peut lui faire un crime de l'imperfection de la science, de l'imperfection de l'esprit humain. Il plaidera devant un juge qui ne pourra le comprendre; il invoquera des témoignages qui ne seront point écoutés, parce qu'ils seront suspects; enfin, son honneur et sa fortune sont à la merci de tout homme de mauvaise foi, que l'esprit de vengeance ou la cupidité animera contre lui.

Tel est l'effet de la responsabilité que les tribunaux appliquent aux actes des médecins. Bien des réclamations se sont élevées, bien des plaintes se sont fait entendre; mais, à toutes les observations qui ont été faites sur ce sujet, on s'est borné à répondre : Sans doute ces résultats sont bien fâcheux; les principes de responsabilité sont d'une difficile application dans l'exercice de la médecine. Mais ces principes sont communs à tous les citoyens, et on ne peut faire pour vous seuls une exception à la loi commune.

Nous savons que, d'après l'article 1382 de notre Code : « Tout fait quelconque de l'homme qui cause du préjudice à autrui, oblige celui par *la faute duquel* il est arrivé à le réparer. » Si telle est la loi commune, pourquoi, de toutes les professions libérales, la nôtre seule en subit-elle la rigoureuse application ? Pourquoi n'invoque-t-on jamais ce grand principe de responsabilité, quand les magistrats, les avocats, les officiers publics, les employés de l'État, par négligence ou par impéritie, nous causent un préjudice ? Pourquoi est-il sans exemple que le juge ait jamais descendu de son siége pour répondre de ses arrêts, quelque absurdes qu'ils soient ?

Dans les siècles d'ignorance où le jugement de Dieu, c'est-à-dire la force et l'adresse, décidaient de la justice et du bon droit, le juge était responsable de ses jugements. Il était obligé de descendre dans l'arène, et de soutenir, l'épée à la main, le bien jugé de ses décisions contre tout plaideur mécontent. Plus tard ces sortes d'arguments n'eurent plus cours, et il fallut motiver ses arrêts autrement qu'à coups d'épée ; mais la responsabilité du juge n'en resta pas moins entière, et il était obligé de défendre lui même ses jugements devant d'autres tribunaux. Ce ne fut guère qu'à la fin du xvi⁰ siècle que la partie qui avait gagné son procès fut substituée au juge lui-même, et se défendit en appel contre le perdant.

Le juge se trouva ainsi débarrassé de toute responsabilité, prononça ses jugements, et laissa les plaideurs se débattre entre eux. Mais son pouvoir est trop exorbitant, pour qu'on n'offre pas aux parties lésées quelque moyen pour se défendre contre l'injustice et l'impéritie. Ce fut l'origine de la *prise à partie*, dans laquelle la partie qui se prétendait lésée pouvait attaquer son juge, et lui demander compte de ses décisions. Cependant, comme les plaideurs qui perdent leurs procès sont toujours mécontents, que le plus souvent ils sont convaincus de l'ignorance ou de la mauvaise foi du juge, il a fallu, dans l'intérêt même de la justice, spécifier les cas dans lesquels on pourrait invoquer cette prise à partie ; or, ces cas n'ont pas été les mêmes dans tous les temps. Le dol, la

fraude ou la concussion ont toujours été des
motifs valables de prise à partie; mais il n'en
a pas été de même de l'impéritie. L'ordonnance
de 1667 l'admettait de la manière la plus formelle :

« Déclarons, y est-il dit, tous arrêts et juge-
« ments qui seront donnés contre la disposi-
« tion de nos ordonnances, édits et déclara-
« tions, nuls, et de nul effet et valeur; et les
« juges qui les auront rendus, responsables
« des dommages et intérêts des parties, ainsi
« qu'il sera par nous avisé. »

Aujourd'hui les juges n'ont plus rien à
craindre de semblable. Ils peuvent ignorer les
lois, en faire une fausse application, et prononcer les jugements les plus absurdes, sans
que la partie lesée soit en droit de leur adresser le moindre reproche. Le Code de procédure spécifie les cas de *prise à partie;* et dans
ces cas, qui sont fort peu nombreux, ne se
trouve point le fait d'ignorance ou d'impéritie.
« La prise à partie, dit Toullier, n'est plus
« admise pour mal jugé, soit en fait, soit en
« droit. Les anciennes ordonnances qui la per-
« mettaient en pareil cas, et l'article 8 de
« l'ordonnance de 1667, qui semblait l'auto-

« riser en tous les cas de contravention aux
« ordonnances, édits et déclarations, sont
« abrogés par le Code de procédure. » Et plus
loin : « La responsabilité des juges ne s'étend
« plus aux fautes qu'ils commettent par igno-
« rance et impéritie; elle est resserrée à un
« petit nombre de cas, dans lesquels seuls ils
« peuvent être pris à partie. » (1).

Les juges·ne sont donc pas soumis de droit
à l'art. 1382.

Maintenant qu'on cite les cas dans lesquels les autres professions libérales, c'est-
à-dire celles à l'exercice desquelles l'esprit a
le plus de part, sont soumises de fait à cet
art. 1382. Les fonctionnaires publics, par
exemple, quelque lourdes que soient les bévues qu'ils commettent, ne sont-ils pas à
l'abri de toute réclamation en dommages et
intérêts de la part de leurs administrés (à
moins qu'il n'y ait dol, fraude ou concussion)? A-t-on jamais vu un département réclamer des indemnités à un préfet qui se retire
avec la conscience de son incapacité? Nos
ingénieurs, qui, poussant l'art à ses dernières

(1) Le Droit civil français, *des Délits et quasi-Délits.*

limites, jettent sur nos fleuves ces admirables ponts suspendus, indemnisent-ils l'État lorsque ces mêmes ponts s'écroulent à peine terminés? Les officiers qui se font battre rendent-ils compte du sang versé, souvent par leur faute? A toutes ces questions on répondra : Toujours, en principe; mais, en fait, jamais. Les fonctionnaires publics sont à l'abri de toute réclamation relative à leur impéritie, et jamais on ne leur fait l'application de l'article 1382 du Code civil.

Mais allons plus loin, et voyons ce qui arrive dans d'autres classes restées indépendantes de l'action du gouvernement. Nous savons que, dans ces derniers temps seulement, on a invoqué la responsabilité de certains officiers ministériels dont les fautes sont, du reste, faciles à constater. Nous savons aussi quels abus les juges ont voulu atteindre et quels motifs les ont rendus sévères envers une profession qui tend chaque jour à s'écarter du but pour lequel elle a été créée. Mais, pour montrer à quel point l'art. 1382 est tombé en désuétude, citons quelques autres professions, et cherchons, par exemple, dans quels cas la res-

ponsabilité a été invoquée à l'égard des avocats.

Ici, comme chez le juge, comme chez le
fonctionnaire public, le dol, la fraude peuvent être punis. Nul doute que si quelque
pièce importante était soustraite par le jurisconsulte auquel nous confions le soin de
notre honneur et de notre fortune, il ne nous
fût aisé d'en obtenir justice. Mais il ne s'agit
pas ici de fraude, il s'agit d'impéritie. Or,
quels sont les avocats condamnés pour avoir
mal défendu leur client? A Dieu ne plaise que
nous voulions ici récriminer contre une
classe de citoyens justement estimés; mais
n'est-il pas certain que si le plus grand nombre d'entre eux étudient consciencieusement
les causes qu'ils ont à défendre, quelques-uns
se présentent à l'audience avant d'avoir acquis les moindres notions qui puissent faire
triompher leur partie? Combien d'affaires
n'ont été perdues et n'ont entraîné la ruine
des plaideurs que parce qu'elles ont été mal
engagées! Combien d'arguments restés au
fond des pièces eussent éclairé la justice si
l'avocat avait été les y chercher! combien de

familles ruinées par un conseil donné trop légèrement! Tout cela est de l'impéritie, c'est de l'ignorance. L'avocat qui donne raison à celui qui le consulte, et qui ignore qu'un article de nos lois le condamne, l'entraîne à sa ruine et n'est point responsable de son impéritie; il lui suffit d'affirmer qu'il l'a conseillé de bonne foi, sans arrière-pensée, pour être à l'abri de toute poursuite.

L'art. 1382 n'est donc pas applicable à l'avocat.

Nous avons établi que la loi exemptait le juge de toute responsabilité en ce qui concerne le reproche d'ignorance ou d'impéritie; que si pareille faveur n'était pas formellement accordée aux fonctionnaires publics et aux avocats, l'indulgence que l'on montre à leur égard équivalait exactement à une interdiction formelle, et que les uns et les autres devaient se considérer comme à l'abri des obligations imposées par l'article 1382. Nous devons ajouter maintenant que cette exemption, de droit ou de fait, est de toute justice, qu'elle est nécessaire au bien de la société et qu'elle est observée dans l'intérêt même des parties envers lesquelles on décline cette responsabilité.

La justice est un sacerdoce qui veut être
soutenu par le prestige de la foi ; il faut croire
à son infaillibilité pour croire à son existence ;
et, s'il était permis de mettre en doute la
science du juge, il n'existerait plus de justice
aux yeux de la multitude. Indépendamment de
ce principe, qui a dû guider le législateur dans
ses restrictions au sujet de la prise à partie,
il est évident qu'on a reconnu aussi qu'on ne
trouverait plus de juges si on les rendait responsables de leurs erreurs. Rappelons-nous,
en effet, qu'il existe un tribunal supérieur,
uniquement institué pour ramener à la loi
les juges qui s'en écartent ; que, depuis cinquante ans qu'il existe, des milliers de jugements déférés par les parties ont été annulés
pour défaut de forme, c'est-à-dire parce que
les juges ignoraient la loi ou n'ont pas voulu
s'y soumettre, et que par conséquent des milliers de juges auraient été ruinés, ou tout au
moins convaincus d'ignorance, et leurs noms
jetés en pâture à la malignité publique. C'est
donc avec raison que la loi n'a pas voulu que

les parties pussent reprocher à leurs juges leur
impéritie. La justice eût perdu son prestige et
le respect dont elle est entourée, et les plaideurs n'y eussent rien gagné, car les lois et les
ordonnances qui nous régissent sont le laby-
rinthe de Crète, et nul ne possède le fil d'A-
riane pour s'y guider.

Rendre les juges responsables de leur impéritie serait donc une mesure aussi injuste
qu'impolitique; elle serait nuisible à la société,
parce qu'elle déconsidérerait aux yeux de la
multitude des hommes qui doivent être res-
pectés; elle serait injuste, parce qu'un jurisconsulte, quelque science qu'on lui suppose,
ne peut pas avoir présentes à l'esprit les in-
nombrables dispositions des lois qui nous régissent.

Nous ignorons si les mêmes considérations
ont engagé le gouvernement à suppléer au
silence de la loi en ce qui concerne les fonctionnaires publics. Sans doute on a voulu cacher aux yeux des administrés les bévues de
ceux qui les dirigent, pour ne rien leur faire
perdre de la considération dont ils doivent
être entourés; mais chacun sent aussi que leur
tâche est difficile, et que, s'il fallait répondre

de toutes les fautes que peuvent commettre, même les plus habiles, aucun fonctionnaire ne voudrait accepter une pareille responsabilité.

Enfin, pour les hommes de loi, ces rois de notre époque, qu'on ménage parce qu'on les craint, et qui d'ailleurs se tiennent prudemment dans les meilleurs termes avec les tribunaux, ce n'est pas la crainte de nuire à leur considération qui les place au-dessus de l'article 1382, c'est la conscience que chacun doit avoir qu'il leur est impossible de ne pas donner à chaque instant, ainsi que les juges, des preuves de leur impéritie. C'est par cela même qu'ils sont inévitablement ignorants, c'est-à-dire qu'ils ne peuvent pas posséder toutes les lois, qu'on ne peut les accuser d'ignorance. On sait que les juges, que les fonctionnaires publics, que les jurisconsultes se trompent sans cesse, mais que quelque préjudiciables que soient leurs erreurs, il y aurait de la cruauté à leur reprocher en justice ce qui n'est que l'effet de la faiblesse humaine, de l'imperfection de leur esprit.

Tout cela est bien compris, bien accepté par le public. Le plaideur engagé dans une méchante affaire par le défaut de mémoire de son avocat, ou qui en perd une très-bonne par la distraction de son juge, se console en disant : il est des nécessités qu'il faut savoir subir; les lois sont si nombreuses qu'il n'est pas de jurisconsulte qui les puisse loger dans sa mémoire, et cette faute, quelque lourde qu'elle soit, est une faute toujours excusable. Cette résignation forcée est, nous le répétons, parfaitement juste et raisonnable; mais par quelle étrange contradiction, quand le gouvernement, quand les tribunaux, quand le public montre tant d'indulgence pour ces professions, devient-on si ridiculement exigeant, si complétement injuste envers les personnes qui exercent l'art de guérir?

Sans doute la société n'est pas intéressée, comme elle l'est à l'endroit des juges, à ce que les médecins soient entourés de l'estime universelle; il n'est donc pas étonnant que la loi ne les protége point et ne les exempte pás plus que les avocats des peines portées par l'art. 1382; mais si toutes les professions libérales sont à peu près irresponsables de leurs actes par le silence du ministère public et l'assentiment des tribunaux, pourquoi les méde-

cins, dont la science est infiniment plus difficile, infiniment plus incertaine, ne participent-
ils point à la même indulgence? Si un plaideur accusait devant un tribunal son avocat
d'avoir mal défendu sa cause, il serait accueilli
par le sourire de l'incrédulité ; mais si l'on
reproche à un médecin d'avoir failli dans l'application des règles de son art, vous trouvez
aussitôt un membre du parquet pour l'accuser,
un tribunal pour le condamner. D'où vient
cette différence? L'esprit humain est-il donc
sans faiblesse quand il combat les lois immua-
bles de la destruction ; ou la science qu'il cul-
tive est-elle d'une application si simple que
nos erreurs ne doivent plus trouver d'excuse
dans le cœur de nos juges ?

Et cependant quels droits à l'indulgence
n'ont pas les hommes qui cherchent à calmer
les souffrances, à combattre les maladies de
leurs semblables? n'est-ce pas assez des pénibles études auxquelles le médecin consacre de
longues années, des investigations laborieuses
et repoussantes qu'il doit poursuivre, des
scènes de douleur et de désespoir au milieu
desquelles il doit vivre, enfin des scrupules
continuels que lui inspirent une juste défiance

de ses forces et une connaissance trop certaine
de l'inefficacité de sa science. L'ingratitude des
hommes ne lui tiendra aucun compte de ses
efforts, de ses veilles, du sacrifice de son repos. S'il réussit, on lui dénie ses succès; s'il
échoue, on l'accuse; s'il se trompe, on le
punit.

Ce n'est pas assez de l'inquiétude qu'il
éprouve lorsqu'il est chargé de conserver un
fils à son père, une mère à sa famille éplorée;
lorsque rentrant chez lui après une journée de
rude labeur, la crainte d'être resté au-dessous
de sa tâche, trouble son sommeil et lui enlève
jusqu'aux joies de la famille; il faut encore
que le déshonneur lui apparaisse comme l'ac-
compagnement inévitable de toute erreur qu'il
pourrait commettre; et quand les juges et les
avocats peuvent impunément, par leurs mauvaises décisions ou leurs imprudents conseils,
ruiner les familles ou faire emprisonner les
citoyens, il devra, s'il veut éviter la vengeance
des lois, rester exempt de cette humaine faiblesse, et ne jamais faillir dans l'application
de la plus sublime, mais de la plus incertaine
des sciences.

Est-ce là de la justice, et peut-on dire maintenant que tous les hommes sont égaux devant la loi? Jadis on était injuste en rendant les juges responsables de leurs jugements, parce que celui qui juge sans cesse prononce nécessairement parfois de mauvais jugements, comme celui qui voit un grand nombre de malades se trompera inévitablement sur l'état de certains d'entre eux. L'erreur est inévitable de part et d'autre ; on l'a reconnu pour le juge, un jour viendra qu'on nous rendra pareille justice et que les procès en respousabilité cesseront d'affliger nos esprits.

Il est dans la responsabilité qu'on nous fait subir deux points bien distincts et qui ne doivent pas être confondus. L'un nous est infligé par le ministère public; il nous vaut l'amende et la prison ; l'autre est le fait de la partie qui se prétend lésée ; il ne s'adresse qu'à notre fortune en réclamant des indemnités plus ou moins élevées, suivant le dommage souffert. Le ministère public, mieux éclairé, comprendra un jour que si les juges se trompent dans l'application des lois, que si lui-même se fourvoie souvent dans leur explication, les médecins sont bien excusables quand il leur arrive de commettre quelque erreur dans l'exercice de leur profession. Le parquet, aujourd'hui si indulgent à l'endroit des charlatans qui exploitent la crédulité publique, se montrera moins sévère à l'égard d'hommes de science dont les fautes tiennent à l'imperfection de notre esprit; il cessera d'invoquer la sévérité d'une loi dont il reconnaîtra l'injustice; et les tribunaux, se refusant à accorder des indemnités dont la cupidité est presque toujours le mobile, mettront fin à cette spéculation scandaleuse qui nous suscite sans cesse des procès en responsabilité.

CHAPITRE III.

L'état de gêne qui atteint la profession médicale est attribué à différentes causes; mais on en accuse surtout cette exubérance des écoles dans la production des docteurs et des officiers de santé, dont le nombre, aujourd'hui, n'est plus en rapport avec le reste de la population. Il est évident, bien que nous manquions de documents pour constater l'état du personnel médical sous l'Empire, que ce personnel s'est prodigieusement accru depuis cette époque. Des cantons sont exploités maintenant par trois ou quatre docteurs en médecine, et l'on y voyait à peine alors un seul officier de santé. Le nombre des médecins s'est accru dans les villes, dans des proportions peut-être plus considérables encore, en sorte qu'on peut avancer comme un fait avéré, que la population médicale a presque doublé depuis . quarante ans, bien que depuis quinze années elle soit restée stationnaire, ainsi que nous l'avons démontré plus haut.

Mais il ne faudrait pas conclure de ce fait, que l'état des hommes de l'art se soit aggravé dans les mêmes proportions; les besoins de la population n'étant plus les mêmes, depuis que les citoyens sont plus riches, plus éclairés, et s'occupent plus volontiers du soin de conserver leur santé, et de combattre leurs maladies. Les bienfaits de la paix et de la civilisation se font surtout sentir dans l'application de l'hygiène à la conservation des hommes, et les tables de mortalité prouvent assez que depuis trente années on a fait en France d'immenses progrès sur ce point.

Des observations suivies pendant longtemps, et sur un grand nombre de personnes, nous ont démontré que sur cinquante individus, tant hommes que femmes, enfants, adultes, vieillards, il en existe constamment au moins un dont l'état de malaise, de souffrance ou de maladie, réclamerait les soins d'un médecin. La moyenne des hommes de l'art en France, étant d'un médecin sur 1 800 individus environ, chacun d'eux aurait donc 36 malades à visiter chaque jour, si tous les sujets souffrants réclamaient nos conseils; mais il s'en faut de beaucoup qu'il en soit ainsi. Dans les grands centres de population, les médecins sont appelés en général dès le début de toute maladie de quelque gravité; les indigents s'adressent aux établissements de bienfaisance, et les personnes plus favorisées de la fortune, dans quelque rang qu'elles se trouvent, réclament aussitôt les secours de l'art : mais dans les campagnes, et les campagnes possèdent la grande majorité des citoyens, le malade résiste autant qu'il le peut à la violence des douleurs ; il soutient ses forces par quelque stimulant, et ne suspend ses travaux que lorsque, vaincu par la souffrance ou la faiblesse, il est forcé de garder le lit; souvent encore à cette extrémité, il sollicite les conseils du charlatan ou les consolations du prêtre, avant d'appeler le médecin, qui, dans le cours d'une longue maladie, ne devra lui faire que deux ou trois visites avec discrétion. C'est ainsi que nous expliquons le petit nombre de médecins fixés dans certains départements; dans le Morbihan, le Finistère, les Côtes-du-Nord, par exemple, où les habitants des campagnes sont moins éclairés que dans la plupart des autres provinces. Mais si quatre ou cinq mille individus suffisent à peine dans ces contrées à l'activité d'un praticien, quelle doit être la détresse des hommes de l'art dans les Pyrénées, les Landes, le Gers, la Corse, où l'on compte plus d'un médecin par mille habitants? Il est évident que cette inégale répartition est une des causes principales de leur misère.

On ne peut cependant, d'une manière générale et absolue, établir la proportion qui doit exister entre la population médicale et le nombre total des citoyens. Cette proportion doit varier suivant chaque contrée ou plutôt à chaque pas et chaque jour, les besoins changent; et telle cité, que visitaient sans peine quatre médecins il y a dix ans, reçoit aujourd'hui les soins d'un nombre double de praticiens suffisamment occupés.

Les tableaux que nous avons dressés ne suffisent donc pas pour édifier nos lecteurs sur la position des médecins en France; c'est sur les lieux mêmes que l'on peut juger de la situation du personnel médical; mais ces documents ne pourraient être fournis au gouvernement que par les hommes de l'art eux-mêmes, et non par les préfets, qui ne savent même pas le plus ordinairement quel est ce personnel que la loi leur impose cependant le devoir de recenser tous les cinq ans.

A cet effet, nous ne voyons aucun moyen plus efficace que l'établissement dans chaque chef-lieu de département, d'une commission de médecins spécialement chargée d'entrer en rapport avec toutes les personnes exerçant l'art de guérir, de constater leur position et leurs rapports avec la population, de rechercher les causes de leurs souffrances, de transmettre leurs plaintes à l'autorité compétente. Ces commissions, composées des praticiens les plus recommandables du chef-lieu, seraient les anneaux de la chaîne qui lierait entre eux tous les membres du corps médical. Elles constateraient que dans tel canton le nombre des praticiens dépasse les besoins de la population, que dans tel autre, un médecin pourrait établir son domicile avec avantage. Elles avertiraient l'autorité supérieure des abus qui se glissent dans l'exercice de l'art de guérir, et par leurs représentations énergiques, forceraient le parquet à sévir contre les charlatans. Enfin, c'est à elles que s'adresserait tout médecin qui, au sortir

des écoles, voudrait s'enquérir d'un lieu favorable au choix de son domicile.

Le gouvernement, éclairé chaque année
par les rapports de ces quatre-vingt-six commissions, saurait s'il y a excès ou pénurie dans
la distribution des diplômes, et pourrait éten-
dre ou resserrer à son gré la production des
trois Facultés. Il n'aurait besoin de consulter
ni l'Académie, ni les sommités de la science,
qui ignorent aussi complétement les besoins du
corps médical que le plus humble praticien
d'un hameau de la Bretagne ou des Pyrénées.
Enfin, le doyen de chaque Faculté pourrait, en
communiquant ces rapports aux élèves qui
sortent de l'école, leur indiquer les contrées
qui ont plus particulièrement besoin de leur
présence, et où ils auraient la certitude de ne
pas disputer à leurs confrères les lambeaux
d'une clientèle insuffisante.

Nous avons la conviction intime que dix
années après l'établissement de l'institution
que nous proposons, une carte, dressée comme
celle que nous ajoutons à ce volume, présen-
terait un aspect tout différent, et que ces documents, rendus publics et mis à la portée d'un

chacun, amèneraient dans la distribution du personnel médical sur tout le royaume, un immense changement qui tournerait au profit des masses et au bien-être de la profession.

Il faut en convenir, le gouvernement s'est efforcé de donner aux études la meilleure direction. Il a institué d'excellentes écoles, les a dotées d'un nombre suffisant de professeurs, a donné au public des garanties du savoir des médecins; aujourd'hui encore, il autorise et prescrit des voyages scientifiques en Allemagne, en Italie; il s'enquiert sur tous les points du globe de la meilleure organisation à donner à ses Facultés. Mais le bonnet doctoral une fois accordé, les frais universitaires reçus, et les droits qui en découlent concédés, il se croit quitte envers son élève, et l'abandonne à toutes les chances du hasard.

Dans aucun pays d'Europe, les Facultés ne reçoivent des gouvernants une protection plus efficace. Toutes les richesses de la science sont mises à la disposition de celui qui aspire à devenir médecin, pour un prix véritablement modique. Les hôpitaux lui sont ouverts, le concours lui donne les plus habiles professeurs, et si, arrivé au terme de ses études, il n'a pas

acquis des notions positives en l'art de guérir,
il doit s'en prendre à son indolence ou à son
incapacité.

Mais ce n'est pas assez pour la science et
pour l'humanité ; il ne suffit pas de créer des
praticiens habiles, il faut encore leur prêter
secours à la sortie des écoles, leur indiquer la
marche à suivre pour mettre à profit les notions qu'ils ont reçues, de peur que découragés
par les difficultés de la pratique, ébranlés dans
leur foi par la perspective de la misère, ils ne
renoncent à faire jouir la société des bienfaits
de l'éducation qu'ils ont acquise, ou compro-
mettent la dignité de leur profession pour arriver à une renommée qu'ils ne pourraient
acquérir par des voies honorables.

Pour veiller efficacement au maintien de
leurs droits, de leur dignité, de leur considération, les médecins doivent donner à leurs
associations un caractère différent, suivant le
but qu'ils chercheront à atteindre. Veulent-ils
s'éclairer, profiter de l'expérience de leurs
confrères, entretenir cette harmonie qui doit
toujours exister entre les membres d'un corps
savant ; qu'ils se réunissent et apportent à
chaque séance le tribut de leurs observations ;

qu'ils s'occupent de science, mais de science seulement, et leur association prendra à bon droit le nom de *Société savante*.

S'agit-il de se prémunir contre les chances d'une mauvaise fortune, de demander à l'âge mûr quelques secours pour la vieillesse, de réclamer le droit de tendre la main à des confrères malheureux, c'est un acte de prévoyance et de charité qu'ils vont accomplir. Que les secours qu'ils distribuent soient sans condition, et que l'esprit de charité seul préside à leur association.

Enfin pour faire respecter les droits que la loi leur accorde, pour repousser le charlatanisme et réclamer la protection des gouvernants, les médecins ont besoin encore de se réunir en société. Qui ne prévoit dans ce but les avantages d'une commission départementale nommée, soit par l'autorité administrative, soit par les votes libres des confrères? Ces membres, en petit nombre seulement, déjà chargés du soin de recenser le personnel médical, de s'enquérir de ses rapport avec la population, et de veiller à son égale répartition sur le territoire, recevraient les réclamations des praticiens qui croiraient avoir à se plaindre de l'inexécution des lois sur l'art de guérir, vérifieraient l'exactitude de ces plaintes et les transmettraient sur-le-champ à l'autorité. Cette commission sévirait ainsi sans répugnance contre les infractions signalées, parce que ses remontrances à l'autorité n'auraient plus le caractère de la délation, l'intérêt personnel de ses membres ne s'y trouvant point engagé. Nous supposons, en effet, qu'un homme, se disant médecin, vienne s'établir dans une localité sans titre légal ; que l'autorité administrative ferme les yeux sur cette infraction à la loi, ce qui ne se voit que trop fréquemment ; il faudra que l'un des praticiens dont les intérêts sont lésés par l'arrivée de cet intrus, fasse toutes les démarches nécessaires pour obtenir son expulsion.

Que des établissements de charité, dans un but louable à la vérité, mais par des moyens illégaux, cherchent à accroître leurs revenus en vendant des médicaments ; que des épiciers ou des herboristes empiètent sur les droits et priviléges des pharmaciens, il faut toujours qu'il y ait accusation directement portée au procureur du roi par le médecin ou le pharmacien qui souffre de cette illégalité. Or, quelque préjudiciable que soit à nos intérêts toute infraction aux règlements sur l'exercice de l'art de guérir, les médecins reculent habituellement devant ces sortes de dénonciations, parce que leurs démarches sont mal interprétées, non-seulement par le public toujours disposé à accorder sa confiance au médecin qui n'a pas de titre légal, mais encore par l'autorité, qui généralement ne semble pas bien convaincue de la nécessité de faire observer les lois sur l'exercice de l'art de guérir. La partie plaignante est donc le plus souvent éconduite, et le charlatanisme reste impuni. Mais quand il suffira aux praticiens de transmettre leur avis à une commission composée d'hommes de l'art pour mettre un terme à ces abus, toutes ces illégalités seront à l'instant signalées à nos protecteurs officiels, et les procureurs du roi, informés du délit, non plus par un obscur médecin de village, mais par une commission autorisée du gouvernement, rivaliseront de zèle pour faire exécuter les lois sous la protection desquelles notre profession est placée.

Les médecins ne sont pas seulement lésés

par l'inexécution des lois sur l'art de guérir, ils ont encore souvent à souffrir de la mauvaise interprétation de ces lois. La société, s'autorisant des immenses services qu'ils sónt appelés chaque jour à lui rendre, a fini par les considérer comme l'instrument obligé de ses débats criminels. Les juges exigent le concours de leurs lumières, leur imposent les plus pénibles investigations, les déplacements les plus coûteux, et récompensent leur zèle par un salaire dérisoire que des formalités sans nombre ne leur permettent pas le plus souvent de toucher. Les hommes de l'art cherchent-ils à se soustraire à la responsabilité de certaines expertises qu'ils ne peuvent ou ne veulent pas accepter, ils sont parfois condamnés à l'amende, au mépris de nos institutions qui garantissent la liberté de conscience. D'autres fois on nous place dans cette alternative d'encourir, ou bien la peine réservée pour violation de secrets, ou bien l'amende imposée par le tribunal pour refus des explications demandées; enfin il n'arrive que trop souvent que le faible salaire accordé par les règlements au médecin expert lui est refusé par le tribu-

nal, et qu'on ne lui adjuge que la taxe de témoin, alors qu'il n'a été interrogé que sur
des points relatifs à sa profession.

Dans toutes ces circonstances et dans beaucoup d'autres que nous pourrions rappeler,
le médecin est constamment victime d'une
fausse interprétation des lois et règlements.
Si l'autorité supérieure était informée des abus
qui se glissent dans l'exécution de ses décisions, nul doute qu'elle ne donnât à ses agents
des instructions précises pour procéder d'une
manière plus conforme à l'équité ; les commissions départementales, intermédiaire obligé
entre le ministre et les hommes de l'art que
ces abus atteignent, lui exposeraient aussitôt
le sujet de leurs justes plaintes, et obtien-
draient satisfaction, sans qu'il fût besoin de
recourir à la justice des tribunaux.

Dans l'état actuel des choses, au contraire,
les représentations d'un homme isolé, le plus
souvent obscur et sans appui, ne sont écoutées
ni par le pouvoir local, ni par l'autorité supérieure, à laquelle il s'adresserait en vain pour
lui démontrer l'injustice des jugements de ses
subordonnés.

Voici donc trois institutions distinctes que

le corps médical doit soigneusement entretenir dans son sein : sociétés savantes, sociétés de prévoyance et de charité, commissions permanentes établies dans les chefs-lieux de département pour faire exécuter les lois sur l'exercice de l'art de guérir.

CHAPITRE IV.

Il serait difficile d'établir quelle part avaient les médecins à la fortune publique dans les siècles qui ont précédé le nôtre. L'histoire nous apprend bien que, de tout temps, il s'en est trouvé quelques-uns qui ont acquis des fortunes brillantes et rapides, mais on ne saurait conclure de ces heureuses exceptions à la prospérité générale. d'une profession trop préoccupée des souffrances des autres pour veiller utilement à ses propres intérêts. La fortune et les honneurs ne sauraient d'ailleurs être le but habituel des hommes qui se vouent à un aussi rude ministère, et dont tous les instants sont absorbés par les soins que réclame l'humanité souffrante.

Il est donc très-probable que l'art de guérir n'a jamais été très-profitable à ceux qui l'ont exercé, et qu'un petit nombre de privilégiés

13

seulement en a retiré des fruits assez beaux pour exciter l'étonnement et l'envie.

Cependant nous avons vécu à une époque où cette profession était suffisamment rétribuée ; l'homme de l'art trouvait, presque dès le début de sa carrière, à occuper fructueusement ses loisirs, et il ne lui fallait pas d'aussi longues épreuves pour s'assurer une existence honorable et indépendante. Avait-il passé la moitié de sa vie dans l'exercice de sa profession, il pouvait du moins prétendre à un peu de repos, cultiver la science pour elle-même et consacrer une partie de ses soins à l'éducation de ses enfants. Aujourd'hui les temps sont changés ; il passe de longues années à conquérir la confiance de ses concitoyens, puis il est vieux déjà quand son savoir n'est plus mis en doute ; et alors, malade, infirme ou sain de corps, il lui faut renoncer aux douceurs de la famille, au travail du cabinet. C'est à l'âge où l'on songe au repos que l'exigence de ses malades le poursuit sans relâche, interrompt son sommeil et le soumet aux plus rudes épreuves.

L'officier public se démet et vend sa charge quand il sent le besoin du repos, l'employé du gouvernement a droit à sa retraite, le commerçant réalise et suppute ses richesses ; mais pour le médecin il n'est ni repos, ni retraite, ni fortune ; jeune ou vieux, valide ou impotent, il entend une voix impérieuse, celle de la nécessité, qui lui crie : Marche et poursuis ton labeur, car la misère est à ta porte, et, si tu t'assieds un instant, elle pénètre dans tes foyers !

Il est impossible, en effet, qu'un médecin qui a épuisé dans de coûteuses études ses dernières ressources, puisse, même après une longue pratique de son art, espérer laisser quelque patrimoine à ses enfants ; heureux s'il peut les élever d'une manière conforme à son rang, leur donner l'éducation qu'il a reçue lui-même et économiser quelques milliers de francs pour sa vieillesse.

Il n'achète même pas toujours au prix d'une vie si bien remplie le droit de mourir en repos. Quand l'âge engourdit son corps fatigué de tant de veilles, quand les douleurs ou la faiblesse ne lui permettent plus ces longues courses, ces pérégrinations nocturnes exigées par les besoins ou l'impatience de ses malades, alors, au lieu de cette aisance modeste à laquelle il aspirait et que toute autre profession lui eût procurée, il ne trouve plus qu'isolement, abandon et misère, et souvent il s'estime heureux d'obtenir un lit dans cet hospice où, pendant vingt ans, il a donné aux malheureux ses soins désintéressés.

Ainsi les jeunes gens qui vont s'imposer d'énormes sacrifices pour se livrer à cette pénible profession doivent savoir que quelques-uns d'entre eux seulement trouveront dans une heureuse aisance le juste prix d'une vie laborieuse ; les autres seront condamnés, pendant leur rude existence, à un état voisin de la misère ; et quelques-uns enfin tomberont, tôt ou tard, dans la détresse la plus profonde.

Ce tableau n'est point chargé. Nous ne parlons, en effet, ici que des médecins qui n'ont d'autres ressources pour élever leur famille que l'exercice de leur profession. Bien peu d'entre eux vivent dans l'aisance, et le plus grand nombre est dans un état voisin de la gêne. C'est surtout parmi les officiers de santé qu'on rencontre fréquemment ces vieillards que quarante ans d'une vie laborieuse n'ont pu mettre au-dessus du besoin. Retirés loin des centres de population, au milieu de gens pauvres et ignorants, disputant aux plus grossiers charlatans les bénéfices d'une mince clientèle, ils trouvent à peine dans leur travail journalier un salaire suffisant à leurs besoins pendant l'âge viril : que doit-il advenir dans la vieillesse? Le cœur saigne à la vue de tant de misères, et l'on s'indigne en pensant que celui qui n'a pu s'assurer pour ses vieux ans un refuge contre l'adversité exerça pendant une longue vie la plus noble des professions (1).

(1) Il faut, pour bien comprendre l'état de gêne qui pèse de tout son poids sur le corps médical et l'extrême détresse à laquelle plusieurs de ses membres ne peuvent échapper, entretenir comme nous le faisons depuis quinze années des rapports continuels et suivis avec les médecins des plus petites localités. Nous pourrions mettre sous les yeux de nos lecteurs quelques-unes de ces lettres dictées par le désespoir et peignant si bien la cruelle déception de ces hommes laborieux qui, après avoir vécu longtemps dans un rang honorable, se trouvent réduits à la plus misérable des conditions par les infirmités ou la vieillesse. Quelque tristes que soient ces images il faut bien appeler les regards sur elles, car il y a peu de pitié pour les maux dont on n'est pas témoin. Et en disant bien haut que chaque année un grand nombre de nos confrères sont réduits au plus affreux dénûment, peut-être l'esprit de charité s'éveillera-t-il parmi nous et sentira-t-on enfin la nécessité de ces associations bienfaisantes qui, tout en resserrant les liens d'une

Peut-être une sage organisation préviendrait-elle de semblables calamités dans l'art de guérir ; mais puisque l'administration se déclare impuissante à les soulager, le corps médical lui-même ne devrait-il pas faire tous ses efforts pour empêcher qu'un de ses membres tendît la main à la charité publique ? Or, quel moyen plus efficace d'y parvenir que de multiplier ces associations de bienfaisance dont quelques villes ont donné l'exemple, mais dont le corps médical ne paraît pas avoir bien compris le but et la portée ? Si, dans chaque département, l'autorité administrative encourageait ces sortes d'institutions, si l'esprit de corps, se ranimant enfin parmi nous, on admettait indistinctement toutes les personnes exerçant l'art de guérir à verser chaque année une faible somme dans la bourse commune, il n'est pas un praticien assez insensé pour refuser de concourir à cette œuvre de prévoyance : mais pour réunir ainsi tout le corps médical sous une même bannière, c'est-à-dire pour que cette association produisît tous les résultats

bonne confraternité, nous préservent des chances d'une si dure condition.

qu'on en doit attendre, il faudrait que la charité et la prévoyance fussent les seuls mobiles de cette association, que ce fût une œuvre de bienfaisance et rien de plus, et qu'on ne se réunît chaque année que pour vérifier l'état de la caisse et constater le bien que l'association a pu faire. S'occuper de police médicale, et surtout s'enquérir de la conduite des membres de la société, c'est détourner les esprits du but qu'ils se proposaient d'atteindre ; c'est exciter des défiances, blesser de justes susceptibilités, éloigner enfin de l'association une foule de médecins dont l'absence est pour elle une perte irréparable.

Nous ne pensons pas, en effet, que dans une société de prévoyance la *qualité* des membres, comme on l'a dit, puisse suppléer à la *quantité*. Il faut au contraire que le corps médical tout entier se prête un mutuel secours ; ce n'est qu'à cette condition que les associations de prévoyance pourront être vraiment utiles. Supposez en effet que chaque médecin s'astreigne à fournir à la caisse commune 10 francs par année ; s'il vit dans l'aisance, c'est un bien faible sacrifice en faveur de quelques-uns de ses confrères malheureux ; s'il est dans un état moins prospère, l'impôt qu'il prélève ainsi sur sa mince fortune, lui semblera léger, car il le garantit contre les horreurs de la misère. L'association pourra donc disposer de près de 200 000 fr.; au bout de quelques années d'une bonne administration, les intérêts de cet argent, joints surtout aux dons que des hommes généreux ne manqueraient pas de faire, porteraient assurément au double la somme qui pourrait être distribuée en secours. Or, 400 000 fr. feraient vivre quatre cents médecins vieux ou infirmes; c'est un médecin sur cinquante. Peut-être en est-il un plus grand nombre qui ait véritablement besoin de secours, mais une institution qui produirait de tels résultats serait un immense bienfait pour le corps médical, et ferait honneur à la philanthropie de ses membres (1).

(1) L'association des médecins de Paris nous fournit la preuve de l'exactitude de ces calculs. Cette institution existe depuis huit ans à peine. Elle est composée de quatre cents membres environ dont la cotisation annuelle est de 12 francs, soit 4 800 fr. de revenu. Dans l'année 1843 son actif s'est élevé à la somme de 9 665 fr. et elle a pu disposer: 1° de 4 215 fr. de secours; 2° de 4 509 fr. 86 c. pour achat de rentes. Son actif s'élève donc déjà au double des cotisations annuelles et le bien qu'elle a pu faire est assez sen-

Il n'est pas conforme aux principes les plus vulgaires de la charité chrétienne de s'enquérir des vertus privées de celui qui souffre, avant de songer à soulager ses douleurs, et les médecins, plus que tous les autres hommes, savent que la charité est aveugle et qu'elle prête son secours sans condition ; d'un autre côté, ceux qui ont besoin de l'assistance de leurs confrères ne se demanderont point quelle est la main qui les soulage. Ils recevront les bienfaits de l'institution, non pas comme une aumône, mais comme l'intérêt de l'argent qu'ils auront eux-mêmes versé.

Mais pour que cet intérêt leur profite, il faut que le nombre des souscripteurs soit considérable, afin de rendre plus légères les charges de la société. Ne sait-on pas que les compagnies d'assurances n'ont de chances de succès qu'autant qu'elles peuvent agir sur une échelle très-étendue ; que telle société qui s'est ruinée avec un million de fonds social, eût réalisé des bénéfices considérables avec dix millions. Les associations que projette le corps médical sont

sible, quoique le nombre de ses souscripteurs ne s'élève pas au tiers des médecins de la capitale, soumises aux mêmes conditions. Celle qui s'est établie à Paris ne compte que quatre cents membres, et elle fait déjà quelque bien ; mais supposez-lui vingt mille souscripteurs, et elle sera dans un véritable état de prospérité ; la raison en est des plus simples.

Nous avons dit qu'en fixant la rétribution annuelle à dix francs, ce serait pour l'immense majorité des sociétaires, un impôt qu'ils acquitteraient sans difficulté. Cependant au bout de vingt ans, chacun d'eux aurait versé deux cents francs à la caisse commune ; mais combien peu d'entre eux seront-ils réduits à réclamer les secours auxquels ils auraient droit dans certains cas prévus par les statuts de la société ! Y en aura t-il un sur vingt ? cela n'est pas probable, et cependant, sans parler des intérêts de la somme déposée, vingt médecins auront déjà produit 4 000 fr. de secours. Il est évident que le taux des souscriptions dépassant les besoins probables, plus les sociétaires seront nombreux, et plus l'association sera en voie de prospérité ; et réciproquement, le petit nombre des engagements peut en amener la ruine en quelques années, le hasard pouvant multiplier dans une localité le nombre des membres nécessiteux.

S'il est prouvé que les secours dont les sociétaires peuvent disposer se multiplient en raison de leur nombre, les statuts de ces associations doivent donc tendre à attirer le plus . de souscripteurs possible, bien loin de les en éloigner comme on semble avoir pris à tâche de le faire jusqu'ici. Admettez dans le sein de la société, non-seulement tous les docteurs en médecine, mais encore les officiers de santé, mais encore les pharmaciens, s'ils veulent se joindre à nous. Invitez les médecins étrangers à contribuer à une œuvre toute philanthropique. Recevez les offrandes de quelque part qu'elles arrivent; proclamez hautement la résolution où vous êtes de rester étrangers à tout débat qui n'aurait pas pour objet la distribution de secours à des confrères malheureux, et vous pouvez compter sur les encouragements de la société tout entière, toujours disposée à approuver les actes de désintéressement et de charité.

C'est donc un projet d'association de *tous* les membres de l'art de guérir que nous proposons à nos confrères; nous voudrions que cette association étendît son réseau sur la France entière, que son siége principal fût

dans la capitale, et que des commissions nommées dans chaque département fussent char-
gées de recueillir les souscriptions et d'exposer auprès de l'assemblée générale les besoins
de ses membres les plus nécessiteux. C'est à
nos yeux le seul moyen de porter un secours
efficace à ceux de nos confrères que la fortune
a trahis, et d'éviter le déplorable spectacle
qu'offrent chaque jour à nos yeux des médecins vieux ou infirmes forcés de tendre la main
à la charité publique.

CHAPITRE V.

Des conseils de discipline.

Il est des médecins qui ne pensent pas que les lois sur l'exercice de l'art de guérir, fussent-elles même exécutées, puissent satisfaire le corps médical; ils voudraient qu'au sein de ce même corps une commission inquisitoriale permanente fût établie pour examiner la portée des actes de chacun de ses membres, et les traduire au ban de l'opinion publique lorsqu'ils sont contraires à ce qu'ils appellent la dignité de notre profession; ils citent, comme un exemple à suivre, la juridiction disciplinaire à laquelle les avocats, les notaires et quelques autres officiers ministériels sont soumis, comme si les avocats, les notaires, etc., corporations assurément fort respectables, ne fournissaient pas par intervalle des charlatans, des banqueroutiers, des gens fort peu dignes de notre estime, malgré le conseil de l'ordre auquel ils appartiennent. Il semble, à entendre ces modernes aristarques, que la profession médicale soit la seule dans laquelle on rencontre des hommes d'une conduite irrégulière, et que ceux-là seulement qui exercent l'art de guérir emploient parfois des moyens peu honorables pour arriver à la fortune et aux honneurs.

Nous ne rappellerons pas ici toutes les réponses que l'on a faites aux zélés propagateurs de cette mesure. Il nous suffira de reproduire quelques-unes des réflexions que nous avons publiées sur ce sujet dans le journal que nous rédigeons, et qui nous semblent suffisantes pour faire abandonner à jamais le projet d'une pareille création (1) :

« Quelques organes de la presse ont récemment saisi le monde médical d'une question de réforme qui, jusqu'ici, n'avait été produite que d'une manière détournée, et en lui dissimulant son véritable caractère : nous voulons parler des conseils de discipline que deux journaux proposent aujourd'hui ouvertement d'établir, pour remédier à l'état de déconsidé-

____

(1) *Journal de Médecine et de Chirurgie pratiques*, 1842, article 2420.

ration dans lequel, suivant eux, serait tombée notre profession. Dans une réunion de médecins qui eut lieu, il y a dix à douze ans, à l'Hôtel-de-Ville à Paris, la même proposition avait été faite, si nous avons bonne mémoire, mais repoussée par acclamation; le bon sens public en avait fait justice. Depuis cette époque, une société, créée d'abord dans des intentions toutes philanthropiques, et qui, bientôt, prétendit *moraliser* le corps médical, tenta d'ériger dans son sein une pareille institution sous le nom assez mal dissimulé de *Comités d'arrondissements*. Nous avons signalé dans le temps ce que cette innovation pouvait avoir de désastreux pour l'association de prévoyance des médecins de Paris, et nous disions alors que ces prétendus comités n'étaient qu'un premier pas vers l'établissement des conseils de discipline : nous ne nous étions pas trompé ; l'idée a grandi et fructifié dans la tête de nos aristarques, et aujourd'hui on propose ouvertement et sans détour l'établissement de ces conseils.

« Cette proposition, quoique assez habilement amenée, a pris encore si peu de consistance, que nous n'eussions pas entretenu nos lecteurs de ces prétendus projets de réforme, si un des journaux qui s'est constitué l'apôtre le plus fervent de cette mesure n'eût proclamé dernièrement que la presse médicale était unanime pour l'approuver. Nous devons protester ici contre cette étrange interprétation d'un silence qui, de notre part, ainsi que de celle de plusieurs de nos confrères sans doute, n'a eu d'autre motif que la persuasion où chacun est encore que cette proposition n'est pas sérieuse. Mais dans les réclamations qui sont adressées au gouvernement, on est habitué à considérer les souffrances du corps médical d'une manière si peu conforme à la vérité, que nous ne pouvons, à cette occasion, nous empêcher de rétablir quelques faits étrangement dénaturés.

« On entend parler de réforme médicale, d'abus, de déconsidération, etc. ; quelques médecins affectent de croire que notre profession ne jouit d'aucune estime ; que les notaires, les avoués, et surtout les avocats, sont placés dans l'opinion publique beaucoup au-dessus des hommes de l'art ; ils assurent avoir découvert la plaie qui produit cette dégradation morale, le vice qui infecte notre économie ; c'est le charlatanisme, et, à leurs yeux, le charla-

tanisme consiste à inventer des remèdes secrets, à briguer la faveur du public sur les
murailles de la ville et dans la quatrième page
des journaux. Démolissez les tréteaux, disent-
ils; abolissez la réclame, et le corps médical
reprendra sa splendeur et sa dignité.

« Eh bien ! nous soutenons que toutes ces
assertions sont fausses; que d'abord le mal
n'est point aussi grand qu'on paraît le croire,
et, en second lieu, que la source de ce mal
n'est en aucune façon celle qu'on nous montre
du doigt.

« Il est vraiment singulier de voir notre
profession ainsi dépréciée par ceux-là même
qui prétendent avoir le plus à cœur sa considération. Croit-on, en s'écriant sans cesse que
nous avons perdu l'estime générale, qu'on
nous rendra cette estime qui nous est échap-
pée? Heureusement que le public n'entend
pas ces cris de détresse; que le plus ordinairement tout se passe en famille, et que les foudres du réformateur vont s'éteindre dans la
poussière de nos bibliothèques. Mais est-il
vrai que nous soyons moins estimés, moins
honorés qu'autrefois? Est-il vrai que, de toutes les professions libérales, celle du médecin

occupe le dernier rang dans l'opinion publique? Il n'est personne qui ne convienne qu'une telle assertion est une calomnie ; car s'il était possible d'établir des degrés dans l'estime publique, on verrait assurément figurer l'art de guérir bien au-dessus de toutes les autres professions libérales. Croit-on, en effet, que les noms de MM. Fouquier, Andral, Double, etc., soient en moindre vénération aux yeux du public que ceux des plus célèbres avocats, de MM. Dupin, par exemple, ou de toute autre illustration du barreau? Les uns et les autres sont à bon droit en possession de l'estime publique ; mais quoique notre rôle soit moins brillant, nous n'avons point à craindre la comparaison, parce que, malgré l'ingratitude dont on nous paie souvent, les services que nous rendons à la société sont trop précieux, trop désintéressés, pour qu'elle ne nous en soit pas reconnaissante. Cette estime dont nous sommes si jaloux, elle nous suit dans tous les rangs si nous savons la conquérir. Au village comme à la ville, chez le pauvre et près des grands, un médecin honnête homme est toujours un objet de vénération ; c'est toujours, quoi qu'on en dise, pour lui qu'est réservée la première place dans la considération que chacun accorde à la science et à l'amour de l'humanité.

« Mais on a confondu cette considération, qu'on ne peut refuser au médecin, avec l'influence dont les professions jouissent dans la société. S'agit-il d'affaires publiques, la voix d'un avocat est bien plus puissante que la sienne. Le médecin se tient en dehors du gouvernement ; on n'en voit presque point dans les Chambres ; les officiers publics, et surtout les hommes de loi, leur sont ordinairement préférés dans les conseils municipaux ; et la raison en est simple : les médecins sont pauvres, et partant peu influents. N'en est-il pas de même de quelques autres professions qui jouissent au plus haut degré de l'estime publique, et sont cependant tenues en dehors des affaires ; les professeurs, par exemple, qui se vouent à l'instruction de la jeunese, sont honorés de tous, et cependant n'ont que bien peu d'action sur l'opinion des masses? Ni les uns ni les autres ne sont des hommes politiques ; leur vie pénible et laborieuse ne leur donne ni les honneurs ni les richesses ; elle leur assure l'estime et la considération, et nul ne réclame contre cette justice distributive.

« C'est donc bien à tort que les partisans des conseils de discipline se préoccupent de l'honneur de la profession. Il est intact, quoi qu'on en dise ; et si quelques médecins méconnaissent assez leurs devoirs pour rechercher la fortune par des moyens illicites, ils ne nuisent qu'à eux-mêmes, le corps médical n'en souffre point, et l'homme honorable reste toujours honoré.

« Cependant les bons citoyens s'affligent des progrès du charlatanisme et du discrédit de quelques hommes qui n'ont pas compris la dignité de leur profession. Ils voudraient qu'un médecin fût à l'abri des faiblesses humaines ; que, revêtu des plus nobles fonctions, il restât toujours respectable et respecté. Ce vœu les honore sans doute, mais ils exigent plus que le cœur humain ne peut accorder. Sans établir de nouveau une comparaison entre l'art de guérir et les autres professions libérales qui ne sont point d'ailleurs à l'abri du charlatanisme, nous ferons cependant observer que nous nous trouvons depuis quelques années dans des conditions extrêmement défavorables. Il existe dans toutes les localités un trop plein, si nous pouvons employer ce terme, qui est évidemment la cause de toutes les faiblesses qu'on nous reproche. Le nombre des avoués et des notaires est limité par la loi. Les avocats ont à leur disposition toutes les places de l'État, et les médecins, qui ne trouvent pour ressources que l'exercice de leur profession, n'ont d'autre borne à leur prodigieuse multiplicité que l'excès même de leur misère. Quand deux médecins sont établis dans un village, et vivent à grand'peine des soins qu'ils donnent à quelques centaines d'habitants, il en survient un troisième qui ne peut trouver à vivre lui-même qu'en prenant une faible part de la mince fortune de ses prédécesseurs. De là une réception peu gracieuse de la part de ses confrères; de là souvent aussi des moyens illicites de part et d'autre pour se disputer une clientèle insuffisante; car enfin il faut vivre, et le besoin de se créer un avenir étouffe quelquefois des sentiments de délicatesse qu'il est fort aisé de professer quand on ne manque de rien.

« La nécessité de se créer une existence est presque constamment le moteur qui nous pousse au charlatanisme. On souffre, on est menacé par la famine, et ceux qui se trouvent le plus pressés par le besoin ou dont les prin-

cipes sont moins profondément enracinés,
ceux-là, disons-nous, succombent les premiers
et s'écartent du sentier qu'indiquait Hippocrate, alors sans doute qu'il était moins difficile que de nos jours de se créer une clientèle
par des moyens honorables.

« Si, comme nous n'en doutons pas, le besoin est la cause non-seulement du charlatanisme, mais de tous ces mauvais procédés dont
quelques médecins se rendent coupables, de
quel secours pourraient être les conseils de discipline pour prévenir les maux qui affligent
notre profession? On ferait, dites-vous, dispa-
raître ces affiches qui tapissent les murs de la
capitale, et le diplôme du docteur ne serait
plus prostitué sur la place publique. D'accord,
ce serait un bien; mais la loi qui nous régit
vous y autorise, et si vous voulez la faire exécuter, vous pourrez, sans conseils de discipline, faire enlever ces affiches, du moins pour
la plupart, puisqu'elles annoncent presque
toutes des remèdes secrets non autorisés. Mais,
encore une fois, ce n'est pas là qu'est la plaie
qui nous dévore. Croit-on que, depuis que
l'association de prévoyance des médecins de
Paris a fait retirer la permission d'exercer

qu'on avait accordée *au sieur Wieskhé*, depuis qu'elle a expulsé de son sein un médecin qui avait approuvé la consultation d'une somnambule, croit-on qu'elle ait beaucoup gagné en considération, et que les membres de cette assemblée aient tous renoncé à ces mauvais procédés qui nous font tant de tort aux yeux du public, et qui, cependant ne sont qu'un moyen de briguer ses faveurs? Chaque décret du conseil aura le même résultat; une victime de plus, et aucun amendement dans les masses, parce que les masses sont besoigneuses, que le besoin n'obéit qu'à son instinct, et qu'il se trouve toujours quelques individus qui, plus faibles ou plus souffrants, cèdent à la nécessité et oublient pour un instant leurs devoirs. On punira sans corriger; mieux vaut mille fois ne pas punir.

« En résumé, de toutes les professions libérales, aucune n'est placée plus haut dans l'opinion publique que celle du médecin; loin d'avoir perdu quelque chose de l'estime générale, depuis vingt-cinq ans elle a beaucoup gagné en considération, parce qu'elle est plus éclairée que par le passé. Si l'on est en droit d'adresser quelques reproches à des individus isolés, il faut en accuser le prodigieux accroissement du nombre des médecins, accroissement qui n'est point en rapport avec les besoins de la population, et qui s'étend jusque dans les campagnes les moins peuplées. Cet encombrement, qui cause la gêne de tous et la détresse de quelques-uns, a pu parfois conduire à des actes blâmables; mais il importe bien plus de chercher un remède à ces maux que de s'ingénier à les punir. Les conseils de discipline ajouteraient donc à la souffrance générale et n'amélioreraient en rien l'état moral du médecin. Tous nos efforts doivent tendre à diminuer le nombre des réceptions; et, si nous sommes bien informé, ce but tant désiré serait sur le point d'être atteint, grâce aux difficultés sans nombre que, chaque année, on apporte dans l'admission des candidats. »

CONCLUSIONS.

———

On doit conclure des faits exposés dans cette seconde partie :

1° Que les lois sur l'exercice de l'art de guérir sont enfreintes impunément sur tous les points du royaume, et que le charlatanisme est sinon encouragé, du moins le plus souvent toléré par les magistrats qui devraient le réprimer ;

2° Que, si ces magistrats montrent une indulgence excessive à l'égard des charlatans, ils invoquent avec rigueur contre les médecins légalement reçus les principes d'une responsabilité qui ne devrait pas les atteindre, et dont l'application d'ailleurs n'est jamais faite par des juges compétents ;

3° Qu'on doit demander au gouvernement, comme mesures propres à calmer les souffrances du corps médical :

Une plus juste appréciation des services que nous rendons à la société en éclairant la justice,

Une protection plus efficace contre l'envahissement du charlatanisme,

L'application du principe de responsabilité tel que la pratique l'a fait adopter pour les juges, les avocats et les autres professions libérales, qui ne livrent au jugement des hommes que les œuvres insaisissables de leur esprit ;

4° Qu'on arriverait à une sérieuse exécution des lois sur l'art de guérir par la création dans chaque département d'une commission de médecins chargés de transmettre à l'autorité supérieure les plaintes et les réclamations de leurs confrères ;

5° Que ces mêmes commissions conduiraient, en peu d'années, à une égale répartition des médecins sur le territoire;

6° Qu'il faut organiser sur tous les points du royaume des sociétés de prévoyance, mais que ces institutions, purement philanthropiques, doivent admettre dans leur sein tous les membres de la grande famille qui cherchent un refuge contre la misère, et s'unir entre elles par un lien commun qui n'en fasse qu'une seule et même association ;

7° Que les conseils de discipline, dont quelques médecins ont réclamé l'établissement, ajouteraient encore aux ennuis de notre profession ;

8° Enfin, que la réduction qui s'observe depuis quelques années dans le nombre des admissions aux écoles, doit ramener bientôt de justes proportions entre la population médicale et celle qu'elle est appelée à secourir.

EXPLICATION

Cette carte représente la superficie de la France, de la Belgique, de la Hollande, des États sardes et d'une partie de la Suisse et de l'Espagne. Les départements ou provinces ont reçu une teinte *d'autant plus foncée* qu'il s'y trouve un personnel médical *moins* nombreux, eu égard à la population. En France, le département de la Seine offre le plus grand nombre de médecins; la plus faible proportion est fournie par le Morbihan.

Le chiffre qui se voit dans chaque département ou province, est le numéro d'ordre à l'aide duquel on retrouve, dans des cadres figurés sur les côtés de la carte, le rapport qui existe entre le personnel médical et la population de cette contrée. Exemple : l'Aube est le 35ᵉ département par la quantité de médecins qu'il possède; il y en a 1 sur 1 792 habitants; le Puy-de-Dôme n'est que le 69ᵉ; il compte un médecin par 2 634 habitants.

Le même ordre a été suivi pour chaque contrée étrangère à la France, en basant toujours le degré de la teinte sur le nombre des médecins comparé à la population.

Enfin, dans un cadre à part, situé au nord-ouest de la carte, se trouvent reproduites les six contrées sur lesquelles porte notre statistique, avec la teinte moyenne que nécessite leur personnel médical.

Les parties laissées en blanc en Suisse et en Espagne indiquent que nous avons manqué des documents nécessaires pour établir d'une manière certaine notre statistique dans ces contrées.

TABLE.

—

Avant-Propos...................... Page   1

PREMIÈRE PARTIE.

Chap. Ier. De la population médicale en France...   15

Chap. II. Des officiers de santé et des docteurs en
médecine......................................   45

Chap. III. Population médicale comparée en 1830
et 1844......................................   85

Chap. IV. Des officiers de santé de la marine et de
l'armée......................................   95

Chap. V. Statistique du personnel médical de quelques nations étrangères à la France..........   99

Conclusions................................ 111

DEUXIÈME PARTIE.

Chap. Ier. Du charlatanisme et de la manière dont
il est réprimé.............................. 115

Chap. II. De la responsabilité médicale....... 125

Chap. III. Moyens de faire exécuter les lois sur
l'art de guérir. — Des commissions départementales...................................... 179

Chap. IV. Des associations de prévoyance........ 193

Chap. V. Des conseils de discipline............ 205

Conclusions.............................. 217

Explication de la Carte figurative.............. 222

Carte figurative du personnel médical.

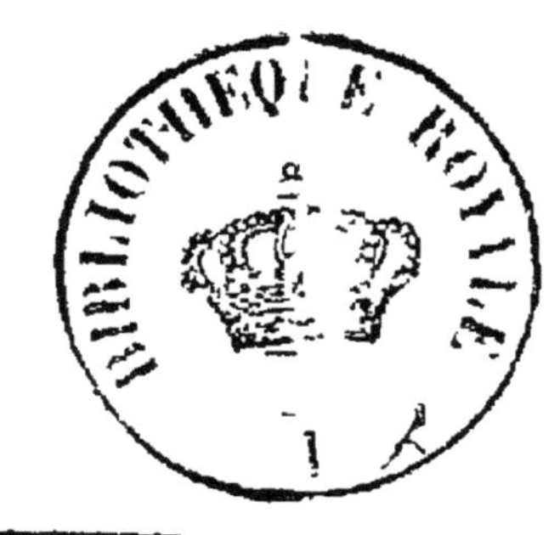

9 782013 576567